간암

간암센터 지음

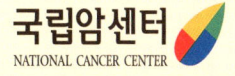

추천사

지난 2000년에 개원한 국립암센터는 암을 전문적으로 연구, 진료하고 암환자의 삶의 질을 높임으로써 국민 전체의 보건복지 향상에 이바지해왔습니다. 국립암센터에서는 또한 암에 대한 올바른 정보와 최신의 지식을 널리 알리는 일에도 많은 노력을 기울이고 있습니다. 국가암정보센터(www.cancer.go.kr)를 운영하여 암의 발생·예방·진단·치료·재활 등에 관해 정확하고 과학적인 정보를 제공하는 한편, 암환자와 가족들의 절실한 궁금증을 풀어주기 위해 각종 암에 대한 '100문100답' 총서를 발간해왔습니다.

암 진단을 받은 분은 누구나 충격과 당혹감, 비애를 느끼게 마련입니다. 오죽하면 '암 선고를 받았다'는 표현이 생겼겠습니까. 치료하는 과정에서도 많은 의문과 불확실성, 그에 따른 불안과 고뇌에 시달립니다. '100문100답' 총서는 그 모든 의문과 불안을 어느 정도라도 해소해드리기 위해 기획한 것이며, 이 책은 그중의 간암 편입니다.

간암은 우리나라 남성의 암 중 넷째로 많이 발생하고, 여성 암 중에서는 여섯째로 많이 발생합니다. 암종별 사망자 수에서는 2위이며, 특히 경제활동이 활발한 40대~50대의 사망 원인 중 암으로는 1위를 차지하여 많은 사회적 손실을 일으키고 있습니다. 간암의 주요 원인은 B형간염, C형간염, 간경변증 등이며, 이러한 질환이 있는 경우에는 정기적인 암검진이 필요한데 검진이 잘 이루어지지 않아 안타까운 경우가 많습니다. 더 많은 관심과 적극적인 안내가 필요합니다.

간암센터의 의료진과 여러 전문가들이 각자의 분야에서 축적해 온 경험을 담아 만든 이 책이 환자분들과 그 가족뿐 아니라 우리 국민 모두가 간암을 잘 이해하는 데 도움이 되었으면 합니다. 진료와 연구에 분주한 가운데 짬을 내어 원고 작성에 최선을 다해주신 집필진에게 감사드리며, 국민을 암으로부터 보호하고 모두에게 희망을 주는 국립암센터가 되기 위해 끊임없이 노력할 것을 약속드립니다.

— 국립암센터 원장 이강현

책머리에

 미뤄왔던 『간암』을 이제 발간하게 되었습니다. 암에 대한 정보가 신문과 TV, 인터넷, 단행본 등 온갖 미디어에 넘쳐나는 요즘 세상에 간암에 대한 책자를 하나 더 내놓는 것이 무슨 의미가 있나 싶어서 망설이다가, 그래도 써야겠다고 마음먹게 된 것은 책임감 때문입니다.

 대중매체, 특히 인터넷이나 케이블 방송 같은 데서 무책임하게 퍼뜨리는 암 관련 정보들은 많은 경우 근거가 박약하거나 아예 거짓된 것들이어서, 자신의 병에 대해 간절히 알고자 하는 암환자들을 잘못 이끌어 병을 악화시키고 마음에 상처를 주고 있습니다. 이에 간염-간경변증-간세포암종을 오랫동안 연구하고 진료해온 국립암센터 간암센터 의료진이 나서서 환자분들이 궁금해하시는 점들을 조금이나마 풀어드리기로 했습니다.

 간암은 대부분 간염과 간경변증의 후유증으로 생기는 만큼, 간암을 이해하려면 간이 어떤 장기이고 무슨 기능을 하며, 간에 생길 수 있는 문제는 무엇인지를 올바로 알아야 합니다. 저희 간암센터에서는 국립암센터 개원 초기인 2002년부터 지금까지 14년 가까이 매주 수요일 오후에 환자분들의 궁금증에 답을 해드리는 '수요 환자설명회'를 열고 있습니다. 이 자리를 통해 환자분이나 가족이 어떤 점을 궁금해하고 고민하는지를 두루 알게 되었습니다. 환자 교육에서 의료진 자신들도 많은 것을 배운 셈입니다. 이 책에 정리된 100개의 문답은 수요 환자설명회에서 자주 나온 질문들 가운데서 엄선하여 내과, 외과, 영상의학과, 병리과, 마취과, 방사선종양학과, 간호부서 등 간암 치료에 관여하는 모든 분야의 의료진이 일반인도 이해하기 쉽게 답한 것들입니다.

현대의학은 나날이 발전하고 있습니다. 간암의 예방과 진단, 치료 분야 또한 꾸준히, 때로는 급격히 발전하고 있기에 본 책자에서는 최신의 믿을 만한 자료들까지 간추려 소개하고자 하였습니다. 간암 환자분들과 가족들이 간염-간경변증-간암이라는 질병의 성격과 치료 과정을 이해하는 데 이 책이 도움이 된다면 더 바랄 나위가 없겠습니다.

'상대를 알고 나를 알면 백전백승'이라고 합니다. 간암에서도 마찬가지입니다. 위험하고 치료하기 힘든 병이지만 그게 어떤 것인지, 어떻게 대응해야 하는지를 환자 스스로 정확히 파악하고 의료진과 합심하고 협력하면 이겨낼 수 있는 병이기도 합니다. 모든 간암 환자분들, 힘내십시오.

— 국립암센터 간암센터 박중원, 이우진

간암 • 차례

추천사 2
책머리에 4

▬▬▬ 간과 그 질환들

01 간은 정확히 어디에 있고 무슨 기능을 합니까? 13
02 양성 종양과 악성 종양은 무엇이 다른가요? 16
03 간암은 어떤 병이고 얼마나 많이 걸리나요? 17
04 간암을 의심할 만한 증상은 어떤 것들이지요? 19
05 간암은 간염과 관계가 깊다던데 맞는 말인가요? 20
06 혈관종이나 물혹도 간암으로 진행합니까? 21
07 간암을 예방하는 방법을 알려주십시오. 22

▬▬▬ 간염에서 간암으로

08 B형간염, C형간염은 어떤 병이기에 간암의 원인이 됩니까? 25
09 B형간염의 치료법이 있나요? 28
10 C형간염은 치료법이 다른가요? 29
11 B형간염 예방접종을 몇 번 했는데도 항체가 안 생깁니다. 백신을 다시 맞아야 하나요? 29
12 간염이 있다는데 증상이 전혀 없습니다. 그래도 정기적으로 검사를 받아야 할까요? 30
13 간염바이러스를 갖고 있지만 현재 건강한 사람도 간암에 걸릴 수 있는지요? 31
14 만성 간염이 간경변증이 됐고, 결절이라는 게 생겼다고 합니다. 암으로 진행되는 과정인지요? 31
15 A형 급성 간염에 걸린 적이 있는데, 그러면 간암 발생 위험이 높아지나요? 32

16	간암 환자도 간염 치료를 같이 받아야 하나요?	33
17	간염과 간암은 유전이나 전염이 됩니까?	34
18	간염 보유자가 있는 가족인데 무엇을 주의해야 하지요?	35
19	비만이나 당뇨도 간암과 관련이 있습니까?	36
20	술이 간에 안 좋다는 건 상식이지만, 구체적으로 얼마나 나쁜 거죠?	36
21	간 수치는 무엇이고 간암 수치는 또 뭔가요?	38
22	간암이 생길 위험이 있다고 합니다. 대처 방법을 가르쳐주세요.	38

간암의 진단과 치료법 결정

23	간암은 어떻게 진단하지요?	41
24	암은 얼마나 커져야 CT에 나타나나요?	42
25	간암이 CT에서 어떻게 보이는지 궁금합니다.	43
26	병기라는 것은 무엇인가요?	45
27	조직검사를 하고도 진단이 애매하다네요. 왜 그렇지요?	47
28	간암 진단을 받았는데 다른 병원에 가서 다시 검사해보는 게 좋을까요?	49
29	간암에 걸리면 얼마나 더 살 수 있나요?	49
30	간암은 치료법이 여러 가지라지요?	50
31	간기능 평가와 치료법 결정 과정을 알고 싶습니다.	53
32	간암도 완치가 가능한가요?	54

수술과 이식

33	간 수술을 하기 전에 무슨 검사를 받게 되나요?	57
34	간암 환자도 마취에서 회복이 잘 되는지요?	58
35	간은 어느 정도까지 절제할 수 있나요? 간암 환자도 간의 재생이 잘 될까요?	59

36	간 절제 수술은 어떻게 하나요?	60
37	개복 절제술과 복강경 절제술의 차이는 뭐지요?	62
38	간 절제 시에 주변 장기를 같이 제거하기도 한다던데 어느 장기인지, 수술 후유증으로는 어떤 것이 있는지 알려주십시오.	65
39	간절제술을 받은 후 회복하는 데 얼마나 걸리나요?	66
40	간절제술 후 생존율은 얼마나 되나요?	66
41	간이식은 어떤 경우에 합니까?	67
42	간이식도 조건이 맞아야 가능하겠죠?	68
43	간이식을 기다리는 사람에게 뇌사자의 간을 배정하는 기준은 뭐죠? 심장사 간이식도 있다지요?	69
44	자식이 간을 주겠다고 합니다. 간을 주고 나면 몸에 문제가 생기지 않을까요?	70
45	간을 이식하면 간암이 완전히 치유되는 것입니까?	71
46	간이식의 성공률은 어느 정도이고, 비용은 얼마나 드나요?	72
47	간이식을 받고 퇴원한 후에도 계속 검사를 받아야겠지요?	72
48	간이식은 다른 수술보다 합병증이 많다던데요?	72

고주파열치료술과 경동맥화학색전술

49	고주파열치료술이란 무엇인가요?	75
50	고주파열치료술 하는 과정을 알고 싶습니다.	76
51	고주파열치료술에도 합병증이 있겠지요?	78
52	경동맥화학색전술이란 무엇이고, 어떤 경우에 받게 되나요?	80
53	경동맥화학색전술에서는 사타구니로 도관을 넣는다지요? 시술 과정을 자세히 설명해주십시오.	81
54	경동맥화학색전술 후에 통증이 있고 열이 난다는데 괜찮을까요?	83
55	경동맥화학색전술을 받은 환자인데 지혈 보조기구를 사용하라고 하네요. 그게 어떤 거지요?	84

56	경동맥화학색전술은 몇 번이나 할 수 있는지, 이 방법으로 간암이 완치되기도 하는지 궁금합니다. 86
57	경동맥화학색전술은 얼마만큼 간격을 두고 받아야 하나요? 87
58	경동맥화학색전술을 자주 받으면 간기능이 회복 불가능하게 나빠질 수도 있습니까? 88
59	미세구라는 것을 이용하는 색전술도 있다면서요? 88
60	경동맥화학색전술 후 항암제나 방사선치료까지 하는 것은 어떤 경우인가요? 90

항암제 치료

61	간암에서 항암제 치료는 어느 경우에 하나요? 91
62	간암 치료에 쓰이는 항암제는 무엇무엇인가요? 92
63	항암제라 하면 다들 부작용을 두려워하는데, 어떤 것들이 있지요? 93
64	표적치료제라는 것은 보통 항암제와 뭐가 다릅니까? 94
65	임상시험에 참여해보라는데, 위험하지 않은가요? 95

방사선치료

66	방사선치료의 원리와 종류에 대해 설명해주세요. 99
67	간암에서는 어떤 경우에 방사선치료를 받나요? 101
68	방사선치료도 부작용이나 후유증이 많습니까? 102
69	양성자치료를 왜 '꿈의 치료'라고 하지요? 105

간경변증과 그 합병증들

70	간경화니 간경변증이니 하는 병은 얼마나 무서운 건가요? 107
71	사람들이 간경변증은 되돌릴 수 없다던데 치료가 가능한가요? 109
72	위·식도 정맥류라는 게 뭔가요? 대처 방법은요? 110
73	복수 때문인지 배가 부푸네요. 복수는 왜 생기며 어떻게 없앨

		니까? 111
74		간경변증 환자에게 복막염은 왜 생기나요? 112
75		간 때문에 콩팥이 나빠졌다고 하는데 어떡해야 하지요? 113
76		손바닥에 생긴 붉은 반점들은 병을 치료하면 없어질까요? 114
77		잇몸에서 피가 나고 가슴이 불룩해지는가 하면 피부가 가려운 것은 어째서인가요? 114
78		간경변증이 심해지면 쥐가 많이 나나요? 115
79		수면 장애가 생겼는데, 혹시 간성 뇌증이라는 것의 증상은 아닌지 두렵습니다. 115
80		간경변증 환자는 왜 비장이 커지요? 117
81		혈소판이 감소했답니다. 치료를 받아야겠죠? 117
82		황달에 대해서 자세히 알고 싶습니다. 118

재발과 전이

83	재발이나 전이 여부를 미리 예상할 수 있나요? 123
84	간암은 치료 후 재발이 잘 된다는데 왜 그렇지요? 재발을 막을 방법은요? 124
85	치료가 끝났다던 간암이 재발했습니다. 이제 어찌 되는 건가요? 125
86	병기 1기의 간암 환자인데 전이가 될까 두렵네요. 전이 여부는 어떻게 알 수 있으며, 주로 어느 부위로 옮겨 가나요? 126
87	암 치료 후 5년이 지났습니다. 이젠 완치된 거죠? 127
88	퇴원해도 계속 검사를 받아야 하는지요? 127

치료 후 일상생활

89	수술 후 퇴원해서 어느 정도 지나야 사회생활이 가능하고, 운동은 어떻게 해야 합니까? 129
90	통증 때문에 진통제를 복용할 때 무슨 제약이 있습니까? 130

91	암환자가 부부관계를 해도 되나요?	131
92	조금만 먹어도 소화가 안 되고 복부 팽만감이 드니 어쩌지요?	132
93	막걸리나 포도주를 매일 한 잔씩 마시면 건강에 좋다는 말이 간암 환자에게도 해당되나요?	133
94	간암 예방에 도움이 되는 식습관이나 식품은 어떤 건가요?	134
95	건강식품이나 보조 식품을 먹어볼까 합니다. 치료에 도움이 될까요?	136
96	간질환 환자는 회를 먹으면 안 됩니까?	138
97	치과 치료에서 사용하는 마취제가 간암 환자에겐 안 좋을 수 있다던데 맞는지요?	139
98	간암 환자도 장애인 등록이 가능한가요?	141
99	의사로부터 더 이상은 치료하기 어렵다는 말을 들었습니다. 이제 무엇을 해야 하나요?	142
100	간암에 대한 더 자세한 정보는 어디서 얻을 수 있습니까?	145

■ 집필진 소개

간과 그 질환들

01. 간은 정확히 어디에 있고 무슨 기능을 합니까?

간은 우리 몸에서 가장 큰 장기로서, 가슴과 배를 구분하는 횡격막(橫隔膜, 가로막)의 오른쪽 아래에 있습니다. 오른쪽 젖꼭지에서 1cm쯤 아래부터 갈비뼈가 끝나는 부위 사이에 위치해, 외부의 충격을 갈비뼈가 막아주고 있습니다. 어른의 간은 무게가 체중의 2% 정도인 1.2~1.5kg이며, 표면이 적갈색으로 미끈합니다. 정상적인 간은 손에 잘 만져지지 않지만, 간염이나 간경변증, 간암 등의 질환이 생기면 크기가 커져서 만져질 수도 있습니다. 간은 간세포를 주축으로 하여 담관세포, 혈관 내피세포, 쿠퍼 세포 등 다양한 세포들로 구성되는데, 이들은 서로 협조하면서 많은 신체 기능을 수행합니다.

간의 주된 기능은 신체 영양 대사(代謝), 해독 작용, 담즙산 및

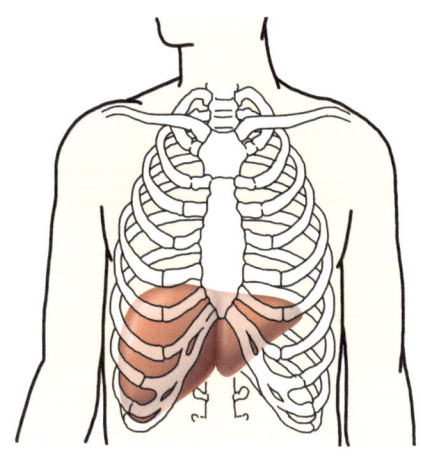

〈간의 위치. 간은 오른쪽 상복부에 위치하며, 부피가 큰 우엽과 작은 좌엽으로 나뉘어 있다.〉

빌리루빈(bilirubin) 대사 등입니다.

 자동차가 굴러가려면 휘발유가 필요하듯이 사람이 살아가는 데는 적절한 영양 공급이 필수적입니다. 우리는 음식을 통해 섭취하는 탄수화물, 지방, 단백질, 비타민과 같은 영양분을 장에서 흡수하여 필요한 신체 기능에 쓰고, 남은 것은 저장했다가 필요할 때 끄집어내 사용합니다. 간은 이 같은 영양분의 흡수, 저장, 활용 등의 대사를 총괄하는 사령관 역할을 합니다.

 해독 작용 또한 널리 알려져 있는 간의 기능입니다. 몸에 해로운 독성 물질이 들어오거나 체내에서 노폐물이 생성되었을 때 간은 이들을 해독하거나 제거합니다. 약물이나 호르몬도 간에서의 대사 과정을 거쳐 작용하게 되고, 역할이 끝나면 담즙이나 소변의 형태로 배출됩니다.

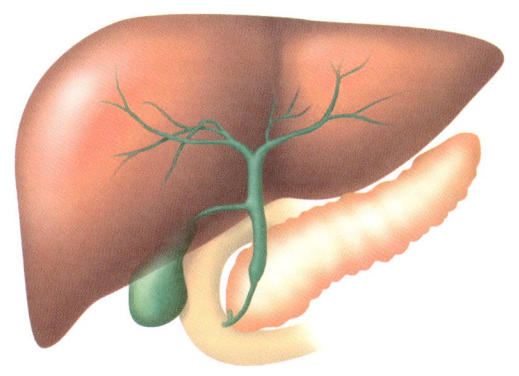

〈간의 모식도. 간 아래쪽으로 담낭의 일부가 보인다.
간은 총담관을 통해 십이지장과 연결되며, 담즙은 이 관으로 보내진다.〉

　간은 지방을 소화하는 데 필요한 담즙(膽汁, 쓸개즙산)을 만들어 십이지장으로 보내는 일도 합니다. 수명을 다한 적혈구는 비장(脾臟, 지라)이나 간에서 파괴되는데, 여기서 생기는 부산물인 빌리루빈이라는 색소를 처리하는 것 역시 간의 역할입니다. 빌리루빈 대사가 원활히 이루어지지 않으면 간이 나쁠 때의 주요 증상인 황달이 생깁니다.

　간은 이처럼 중요하고 다양한 기능을 하므로 간 없이는 우리 생명을 유지할 수 없습니다. 건강한 간은 재생 능력이 뛰어나 간이식을 할 때처럼 많은 부분을 잘라내도 곧 정상으로 회복되지만, 간경변증 환자에서는 약간의 간 손상도 치명적 결과를 초래할 수 있습니다.

02. 양성 종양과 악성 종양은 무엇이 다른가요?

종양이란 우리 몸에 불필요한 세포 덩어리가 자라나는 것을 의미합니다. 정상 세포에 이상이 생겨 종양 세포로 바뀌고 그 덩어리(혹)가 계속 자라게 되는데, 종양 세포의 성질이 악성인 경우가 악성 종양 즉 암(癌)이며, 성질이 양호한 경우가 양성 종양입니다.

간에 생기는 양성 종양으로는 혈관종, 낭종(囊腫, 물혹), 선종(腺腫, 샘종) 등이 있습니다. 양성 종양은 자라는 속도가 비교적 느리고 대개는 주변의 정상 세포를 파괴하지 않아, 이것 때문에 사망하는 경우는 거의 없습니다. 드물게 혹이 너무 커져서 신체 기능을 방해하거나 복부 안에서 종양이 터져 출혈을 일으키면 응급 치료가 필요할 수도 있지만, 대부분은 그냥 두어도 생명에 지장이 없습니다.

그러나 악성 종양은 종양 세포가 빨리 자라면서 주위 조직에 큰 해를 줍니다. 초음파 검사와 CT(computed tomography, 컴퓨터 단층촬영), MRI(magnetic resonance imaging, 자기공명영상) 등의 영상 검사, 혈액 검사인 종양 표지자(腫瘍標識子, tumor marker) 검사 등을 해보면 양성 종양과 악성 종양이 대부분 구분됩니다. 그러나 간혹 감별이 어려워 조직검사를 통해 확진하거나 조심스럽게 경과 관찰을 해야 하는 경우도 있습니다. 특히 간암의 크기가 작은 초기에는 최선의 감별 수단을 동원하더라도 양성 종양과의 구분이 정확하지 않을 수 있으므로 주의가 필요합니다. (참고로, 종양 표지자란 정상 세포나 양성 종양에서는 거의 만들어지지 않고 악성 종양에서 주로 생산되는 특정 물질들을 말합니다. 암 발생 여부를 판별하거나 치료 경과 및 결과를 관찰할 때 지표로 사용됩니다.)

03. 간암은 어떤 병이고 얼마나 많이 걸리나요?

앞에서 말했듯, 암은 우리 몸의 정상 세포가 암세포로 바뀌어서 생기는 병입니다. 그 같은 변화는 발암물질에 의한 돌연변이 탓입니다. 정상 세포의 증식은 신체의 필요에 맞춰 조절되기 때문에 문제를 일으키지 않지만 암세포는 이러한 조절 기능을 무시하고 제멋대로 증식하여 덩어리, 즉 혹을 만듭니다. 암 덩어리의 크기가 1~2cm 정도면 초기에 해당하고, 이 시기에 CT 등의 검사로 찾아내면 완치시킬 확률이 높습니다. 그러나 적절한 치료 시기를 놓치면 암세포는 주변의 정상 세포를 파괴할 뿐 아니라 다른 장기로 펴져 나가는 전이 현상을 일으켜 결국에는 사망에 이르게 합니다.

간암이라 하면 간을 구성하는 주된 세포인 간세포에서 발생한 간세포암종을 뜻하는 경우가 대부분이라 통상적으로는 간세포암종을 간암이라 합니다. 이 책에서도 간세포암종을 대상으로 기술하였습니다. 하지만, 담관(膽管)세포에서 생긴 담관세포암종도 간암으로 혼동되어 불리며, 이외에 폐나 대장 등 다른 장기의 암이 간으로 퍼진 전이성 간암도 있습니다. 따라서 간에 생긴 암이 어떤 종류의 암인지를 확실히 할 필요가 있습니다. 암이 처음 생긴 위치

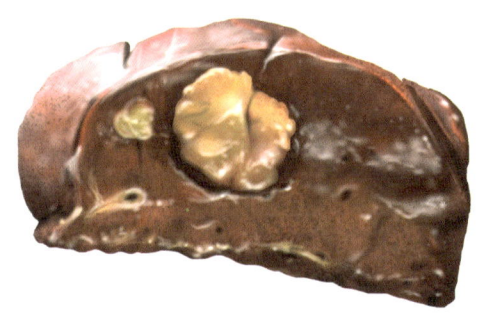

〈간에 생긴 노란색의 간암 조직.〉

와 세포의 종류에 따라 예후(병세의 진행이나 회복에 관한 예측)가 다르고 치료의 원칙이나 방법도 다르기 때문입니다.

간세포암종의 특징은 암세포가 없는 부위에서 이미 간경변증이 진행되고 있는 경우가 많다는 것입니다. 따라서 치료에 관한 결정에서 간경변증의 상태까지 고려해야 하는 어려움이 있습니다.

간암은 우리나라에서 다섯째로 많이 발생하는 암입니다. 2012년 암 등록 통계(2014년 중앙암등록본부 발표)에 따르면 남자가 1만 2,152건으로 남성의 암 중 4위, 여자는 4,102건으로 여성의 암 중 6위를 차지했으며, 남녀 성비는 3:1로 남자 환자가 훨씬 많았습니다. 연령대별로는 50~60대가 가장 많았고, 암종별 사망자 수로 보면 폐암에 이어 2위였습니다. 특히 경제 활동이 활발한 40~50대의 암 사망 원인 중 간암이 1위를 차지했다는 것은 간암의 사회·경제적 부담이 크다는 사실을 보여줍니다.

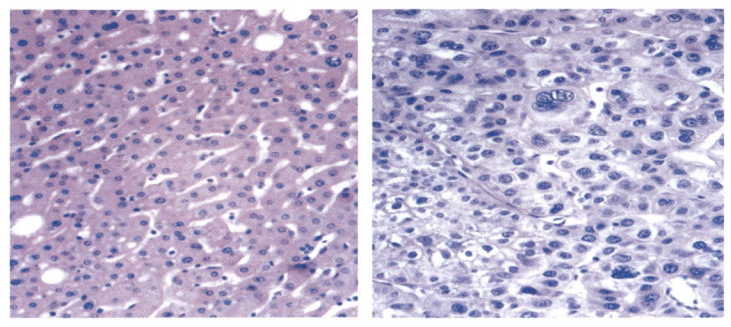

〈간암의 현미경적 소견(조직 염색 후). 정상적인 간세포(왼쪽)와 간암세포(오른쪽)의 모습.〉

04. 간암을 의심할 만한 증상은 어떤 것들이지요?

초기 간암은 증상이 없습니다. 복부 통증이나 덩어리 만져짐, 복부 팽만감, 체중 감소, 심한 피로감 등은 간암이 상당히 진행해야 나타나게 됩니다. 많이 진행된 간암으로 진단받은 환자들이 흔히 하는 말이 "별로 아픈 증상도 없었는데 말기 간암이라니 말이 되느냐"라는 것입니다. 그러나 '침묵의 장기'라는 별명까지 붙은 간은 병이 생기더라도 자각 증상이 늦게 나타나, 초기는 물론 중기에도 거의 증상이 없습니다.

이처럼 증상도 없는 간암을 어떻게 초기에 진단할 수 있을까요? 좋은 방법이 있습니다. 가까운 병·의원에서 간단한 혈액 검사를 하면 자신이 간암의 위험 요소를 가지고 있는지 쉽게 확인할 수 있습니다. 간암의 원인인 B형, C형간염바이러스에 감염되지는 않았는지, 술이나 비만 등 다른 원인에 의한 만성 간염 상태는 아닌지 등을 점검하면 됩니다. 점검 결과 위험 요소가 없다면 특별히 간암을 걱정하지 않아도 됩니다. 반면, 간암의 '고위험군'에 속한다고 여겨질 경우엔 적절한 치료와 더불어 주기적으로 간암 검진(간 초음파 검사 및 혈청 알파태아단백 검사)을 하면 불행히 간암이 발생하더라도 초기에 발견하여 완치시킬 수 있습니다.

05. 간암은 간염과 관계가 깊다던데 맞는 말인가요?

각종 암마다 나름의 특징적 원인이 있습니다. 간암은 B형 혹은 C형간염바이러스, 알코올 간염, 비알코올 지방간염 등이 주요 원인인데, 우리나라에서는 이중 B형간염바이러스의 비중이 가장 큽니다. 우리나라에서 발생하는 간암의 70% 정도가 B형간염바이러스, 10% 정도가 C형간염바이러스로 인한 것이고, 10% 정도는 술 때문이며, 나머지는 비알코올 지방간염, 선천성 간질환, 원인 불명 등입니다. 이중 비만 등에 의한 비알코올 지방간염은 아직은 그리 많지 않으나 비중이 점점 늘고 있어 보다 적극적인 대책이 필요합니다.

간암은 하루아침에 생기는 것이 아닙니다. 간염바이러스나 술이 원인이 되어 간암이 발생하기까지는 20~30년 정도의 오랜 기간이 걸립니다. 급성 간염으로 시작하여 만성 간염, 간경변증으로 진행되고, 최종적으로 간암이 발생합니다. 이 과정에서 흡연, 음주, 비만, 간기능장애를 일으키는 약물의 복용, 잘못된 민간요법 등의 요

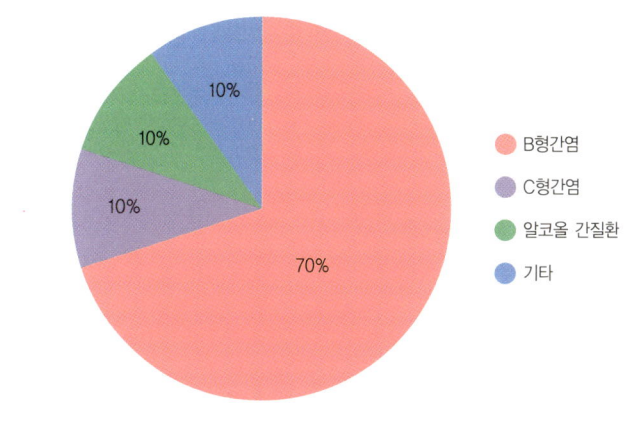

〈간암의 원인 질환 분포〉

소가 더해지면 간암 발생이 촉진될 수 있으므로 이러한 위험 요인들을 차단하는 데도 신경을 써야 합니다.

06. 혈관종이나 물혹도 간암으로 진행합니까?

혈관종은 간에 생기는 가장 흔한 양성 종양입니다. 여성에게 더 많이 생기는데, 왜 그런지는 모릅니다. 대부분 증상이 없으나 크기가 5cm 이상으로 자라면 복부 불편감이나 복통의 원인이 되기도 합니다. 심한 경우 혈관종에서 출혈이나 파열이 발생하면 응급 상황이 될 수도 있지만 이런 일은 매우 드뭅니다. 대부분의 혈관종은 특별한 치료 없이 경과 관찰만으로 충분한데, 크기가 계속 커지고 증상들이 생길 때는 수술로 절제하기도 합니다.

물혹, 즉 낭종도 간에 생기는 대표적 양성 질환입니다. 낭종의 대부분은 단순 낭종으로, 엄밀한 의미에서는 종양이 아닙니다. 이런 낭종은 증상을 일으키는 경우가 거의 없기 때문에 평생 문제가 되지 않습니다. 아주 드물게 낭종에서 출혈이나 염증이 생기는 경우가 있으나 잘 치료되므로 크게 걱정할 필요는 없습니다.

그러나 간에서 발견된 낭종이 단순 낭종이 아니고 종양성 낭종이거나 콩팥(신장) 낭종에 동반되는 다낭종성 질환일 수도 있는데, 이때는 정확한 진단과 적절한 치료를 위해 전문의의 진료가 필요합니다.

혈관종이나 물혹이 간암이 되는 경우는 없습니다. 그러나 혈관종이나 물혹으로 진단되었던 것이 나중에 간암으로 밝혀지는 사례가 드물게나마 있습니다. 이는 초기 간암이 초음파 검사나 CT 검사에서 이들 양성 종양과 같은 형태를 보이다가 차츰 진행되면서 모습이 달라지는 경우입니다. 특히 B형 혹은 C형간염바이러스를 가지고 있는 환자나 알코올 중독으로 인해 간경변증이 있는 환자에게 이 같은 일이 생길 위험이 더 높습니다. 따라서 처음 진단된 혈관종이나 물혹은 몇 개월의 간격을 두고 추적 검사를 해서 혹 암이 아닌지를 확인할 필요가 있습니다.

07. 간암을 예방하는 방법을 알려주십시오.

가장 무서운 암인 간암은 사실 가장 예방하기 쉬운 암입니다. 다

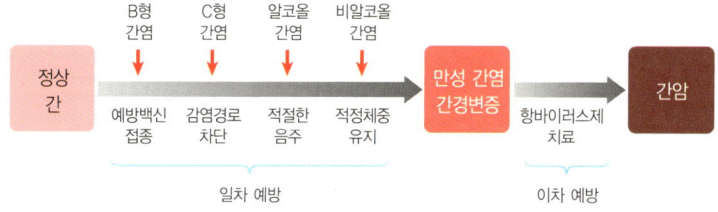

〈간암의 발병 원인들을 차단하는 일차 예방과 만성 간질환 발생 후의 이차 간암 예방법.〉

른 암들은 원인을 정확히 알아내어 예방 조치를 하는 일이 어렵지만, 간암은 원인에의 노출을 원천적으로 차단하는 일차 예방과, 일단 위험 요인이 생겼다 하더라도 간암으로의 진행을 중간 단계에서 차단하는 이차 예방이 모두 가능합니다.

일차 예방의 핵심은 B형간염바이러스에 대한 예방백신 접종을 철저히 하는 것입니다. 특히 B형간염바이러스를 보유한 임신부는 출산 전에 전문의와 상의해 필요한 조치를 받아야 합니다. C형간염바이러스는 백신이 아직 없는 만큼 환자의 혈액과 체액 등에 노출되지 않는 것이 중요합니다. 간염 환자의 혈액에 오염된 주사기나 바늘로 정맥 주사를 맞거나(마약 주입 포함) 그러한 바늘에 찔리는 것, 환자의 혈액이나 체액이 묻은 침술을 받거나 문신 바늘로 시술받는 것, 환자의 체액에 노출되는 것 등이 감염 경로가 될 수 있습니다. 알코올로 인한 간질환에 걸리지 않는 것도 중요하며, 최근에는 비만에 의한 지방간 질환이 간암으로까지 진행하는 경우가 늘고 있는 만큼 체중 관리를 잘 하는 것도 필요합니다.

간암의 이차 예방은 만성 간염이나 간경변증(흔히 말하는 간경화)을 앓고 있는 환자를 적절하게 치료하여 간암으로의 진행을 막는 것입니다. 근래에 개발된 B형, C형간염 치료제가 일부에서 뛰어난 간암 예방 효과를 보이고 있으므로, 만성 간질환이라고 그러려니 하지 말고 필요한 경우 간암 예방을 위해 적극적으로 치료받는 게 좋습니다.

간염 환자들은 음주에 대해 세심한 주의가 필요합니다. 환자의 간 상태가 비교적 괜찮아서 가벼운 음주 정도는 허용될 만하다 해도 반드시 담당 의사와 상의해야 합니다. 흡연 또한 폐암뿐 아니라 간암까지 유발한다는 사실이 근래 확인됐으므로 반드시 금연을 해야 합니다. 균형 있는 식생활로 좋은 영양 상태를 유지하는 것도 상당히 중요합니다. 간에 좋다는 낭설이 나도는 이런저런 음식을 많이 먹으면 오히려 간에 부담을 주어 간기능을 악화시킬 위험만 높이게 됩니다. 특히 암 발생을 촉진할 가능성이 있는 성분을 함유한 건강 보조 식품이나 민간요법 등은 피해야 합니다. 기호 식품 중 커피는 비교적 부담이 없으니 즐겨도 좋습니다.

간염에서 간암으로

08. B형간염, C형간염은 어떤 병이기에 간암의 원인이 됩니까?

바이러스 간염은 말 그대로 인체가 바이러스에 감염되어 간에 염증이 생긴 것을 말합니다. 원인이 되는 바이러스가 B형간염바이러스면 B형간염, C형간염바이러스면 C형간염이라고 부릅니다.

B형간염바이러스는 주로 혈액이나 체액에 의해 전염됩니다. 대표적인 예로 어머니와 신생아 사이의 수직 감염, 성관계로 인한 감염, 그리고 손상된 피부나 점막이 B형간염바이러스에 감염된 혈액에 노출되어 감염되는 경우 등이 있습니다.

B형간염바이러스는 급성 간염과 만성 간염 모두를 일으킬 수 있으며, 간염이 발병 후 6개월 동안 지속되면 급성이 만성으로 이행했다고 할 수 있습니다. 만성화되는 비율은 최초 감염 연령에 따라

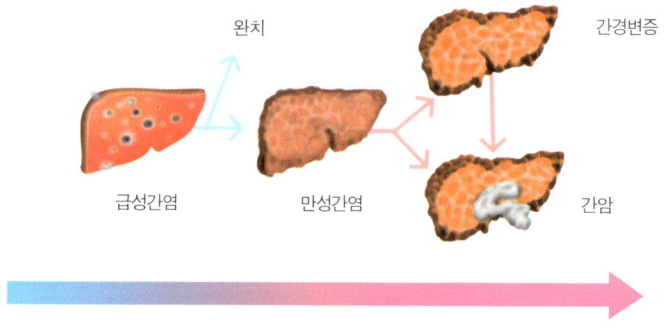

〈만성 간염의 자연 경과〉

크게 다릅니다. 소아기에 감염되면 80% 이상이, 성인이 된 후 감염되면 5% 미만이 만성화됩니다. 우리나라 사람들의 B형간염바이러스 보유율은 1980년대 초에 6.6~8.6%였다가 2011년에는 3.0%로 감소했다고는 하나, 이 역시 높은 비율이어서 간질환의 가장 주요한 원인이 되고 있습니다.

C형간염바이러스는 감염된 산모로부터 신생아로의 수직 감염 외에도, 이 바이러스에 오염된 혈액 또는 혈액 제제로 수혈을 받거나, 오염된 주사기로 주사를 맞거나 오염된 바늘에 찔리는 경우, 바이러스에 대해 안전치 못한 방식으로 문신이나 침술을 받거나, 감염자와 성 접촉을 하는 것 등을 통해 주로 전염됩니다.

C형간염바이러스에 의한 급성 간염은 대부분 증상이 없어서 인지되는 경우가 많지 않습니다. 우리나라에서는 1% 정도가 감염된 것으로 추정되며 그중 50~80% 정도가 만성화되어, B형간염바이러스 다음 가는 만성 간염의 원인입니다. 이 바이러스는 증식 속도

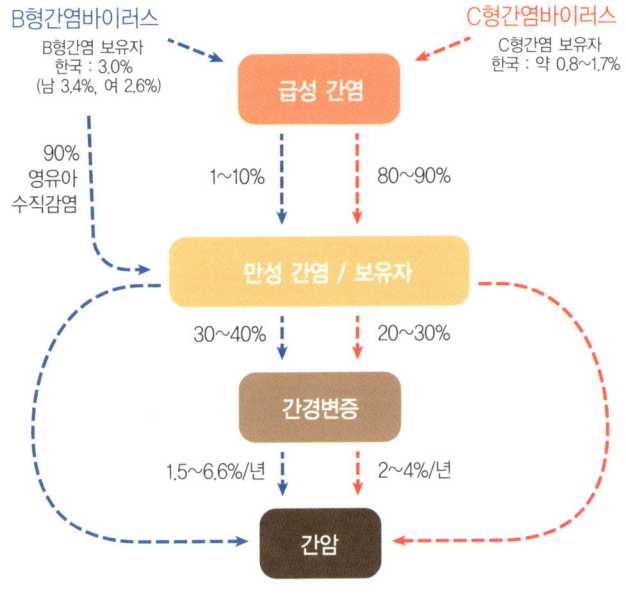

〈만성 간염의 자연 경과〉

가 매우 빨라서 변이종의 발생률이 높으며, 그 때문에 아직까지 유효한 백신이 개발되지 못했습니다.

  B형 및 C형간염바이러스는 체내에 들어온 후 간에서 증식합니다. 이후 우리 몸의 면역 기능에 의해 효과적으로 제거되지 못한 채 간에 계속 남아 있으면서 장기적으로 염증을 유발합니다. 염증이 악화와 호전을 반복하며 긴 시간이 지나는 동안 간에는 염증에 의한 상처와 흉터 및 여러 변화가 누적되면서 결국 간경변증(간경화)과 간암을 일으키게 됩니다.

09. B형간염의 치료법이 있나요?

현재 쓰이고 있는 만성 B형간염 치료제로는 주사제인 인터페론(interferon)과 페그인터페론(peginterferon), 먹는 약인 라미부딘(lamivudine), 아데포비어(adefovir), 엔테카비어(entecavir), 테노포비어(tenofovir), 텔비부딘(telbivudine), 클레부딘(clevudine, 우리나라에서만 사용이 허가됨) 등이 있습니다. 인터페론 외에는 주로 먹는 치료약을 사용하는데, 이 약들은 B형간염바이러스가 체내에서 증식하는 것을 효과적으로 억제해 간염을 완화하고, 장기적으로는 간경변증이나 간암으로의 진행을 막는 효과를 기대할 수 있지만, B형간염을 완전히 박멸하는 것은 아니어서 오랜 기간 치료가 필요하고 복용을 중단할 경우 대부분 재발합니다.

또 하나 유의할 점은, 내성 발생에 대한 장벽이 낮은 약제를 장기간 투여할 때 내성 바이러스가 생겨나서 치료제가 듣지 않을 수 있다는 것입니다. 대한간학회의 '2011 만성 B형간염 진료 가이드라인'에서는 B형간염에 대한 치료를 처음 시작하는 경우, 주사제인 페그인터페론 알파 2a와 내성 발생에 대한 장벽이 높은(즉 내성 발생 가능성이 낮은) 경구약제 엔테카비어와 테노포비어 중 하나를 우선적으로 고려할 것을 권하고 있습니다.

환자는 꼭 필요한 시점에 적절한 약을 처방받아 꾸준히 잘 복용하고, 치료 효과를 확인하기 위해 의료진의 지시에 따라 주기적으로 검사를 받도록 해야 합니다.

10. C형간염은 치료법이 다른가요?

C형간염은 주사제인 페그인터페론과 먹는 약 리바비린(ribavirine)을 함께 투여하여 치료합니다. 이 두 가지 약제는 부작용으로 빈혈이나 독감과 유사한 증상, 면역 기능의 장애 등이 드물지 않게 발생하지만, 효과가 있는 경우엔 완치에 가까운 결과를 기대할 수 있습니다. C형간염바이러스의 유전형 등에 따라 약제의 용량이나 투여 기간에 차이가 있으며, 치료 반응률은 유전형 1형인 경우 60~70% 정도, 유전형 2형인 경우 80~90% 정도입니다. 최근에는 C형간염바이러스에 직접 작용하여 큰 부작용 없이 90% 혹은 그 이상의 항바이러스 효과를 보이는 경구용 약제가 여러 가지 개발되어 우리나라에도 순차적으로 도입되고 있습니다. 바이러스의 유전형에 따라 적용 약제의 종류와 기간이 각기 다르므로 전문적인 상담이 필요합니다.

11. B형간염 예방접종을 몇 번 했는데도 항체가 안 생깁니다. 백신을 다시 맞아야 하나요?

B형간염 백신의 성공률(항체가 생성되어 면역을 획득하는 확률)은 현재 90% 이상으로 알려져 있습니다. 따라서 특별히 위험성이 높은 집단, 예컨대 병원 근무자, 만성 신부전으로 혈액 투석을 받는 환자, 면역 저하자(예컨대 장기 이식을 받았거나 항암치료를 받은 사람), B형간염

환자의 배우자 등이 아니라면 백신 접종 후 항체가 생겼는지를 굳이 추가 검사로 확인할 필요는 없습니다. 다만, 앞에서 나열한 위험성 높은 집단에서 백신 접종 후 항체가 생기지 않았다면 총 3회의 주사로 구성되는 백신 접종을 다시 한 차례 시행할 수 있습니다. 이러한 경우 성공률은 대략 44~100% 정도로 알려졌습니다. B형간염 예방접종 후 항체의 역가(力價, 항체 형성의 정도)는 시간이 지나면서 점차 감소하거나 소실되는 수가 있으나, 일반적으로는 추가 접종이 필요하지 않습니다.

12. 간염이 있다는데 증상이 전혀 없습니다. 그래도 정기적으로 검사를 받아야 할까요?

간에 염증이 6개월 이상 지속되는 상태를 만성 간염이라고 합니다. 대부분 B형간염바이러스, C형간염바이러스, 만성 음주, 당뇨, 비만 등에 의해 발생하는데, 증세가 없는 경우도 많습니다. 간에는 통증을 느끼는 신경이 피막(껍질)에만 있으므로 속에서 염증이 지속되고 있어도 아무런 증상을 못 느낍니다. 염증이 심해서 간이 붓게 되면 간 껍질이 당겨지므로 오른쪽 윗배에 뭔가 있는 듯한 기분 나쁜 느낌이나 거북함이 생기나, 이런 경우보다는 무증상일 때가 더 많습니다. 하지만 무증상일지라도 염증이 지속되면 간경변증, 간암으로 발전할 수 있으니 증상이 있든 없든 적절한 치료와 정기적인 추적 검사가 반드시 필요합니다.

13. 간염바이러스를 갖고 있지만 현재 건강한 사람도 간암에 걸릴 수 있는지요?

엄밀히 말해 '간염바이러스 보유'도 만성 간염의 한 단계에 해당하는 상태로서, 간염의 재활성화, 즉 간염바이러스의 증식과 그로 인한 염증 악화의 위험이 있습니다. 재활성화로 인한 간염의 악화가 반복되거나 감염 기간이 오래되면 결국 간경변증으로 진행하고 간암이 발생할 수 있습니다. B형간염의 특성상 증상을 동반하는 간염의 재활성화 내지 간경변증으로의 진행이 뚜렷하지 않더라도 간암이 발생하는 수가 있으니 특히 주의해야 합니다.

만성 C형간염 또한, 증상이 없어 건강하다고 여기는 사이 간경변증으로 진행하고 간암이 발생할 수 있으므로 주의해야 합니다.

따라서 간염바이러스로 인한 염증이 활발해 보이지 않는다 해도 "나는 단지 보유자일 따름"이라며 안심하지 말고 염증이 심한 사람과 마찬가지로 간암 발생 여부를 점검하는 초음파 검사 및 혈액 검사를 반드시 주기적으로 하여야 합니다.

14. 만성 간염이 간경변증이 됐고, 결절이라는 게 생겼다고 합니다. 암으로 진행되는 과정인지요?

간경변증이란 간염이 만성적으로 지속되면서 염증이 심해졌다가 상처가 아물어 흉터가 남는 과정이 장기간에 걸쳐 반복된 결과,

암종	검진 대상	검진 주기	검진 방법
위암	40~74세 남녀	2년	위내시경
간암	40세 이상 남녀 고위험군 (B형/C형간염바이러스 보유자, 간경변증[간경변증은 연령 무관])	6개월	간초음파 + 혈청알파태아단백검사
대장암	45~80세 남녀	1년 또는 2년	분변잠혈검사
유방암	40~69세 여성	2년	유방촬영술
자궁경부암	만 20세 이상 여성	3년	자궁경부세포도말검사 또는 액상세포도말검사

〈국가암조기검진프로그램〉

간이 작아지고 수많은 결절(結節, nodule, 혹)로 인해 우툴두툴한 모양을 띠게 되는 상태를 의미합니다. 이러한 결절들은 '재생성 결절'이라고 하여 간의 염증이 치유되면서 남은 흔적이라고 볼 수 있겠지만, 그 과정이 오랫동안 거듭되면 이들 중 일부는 정상적 형태에서 벗어난 '이형성(異形成) 결절'이라는 형태로 바뀌게 되고, 그 일부는 악성 변화의 위험성, 즉 암으로 진전할 위험성이 커지게 됩니다.

15. A형 급성 간염에 걸린 적이 있는데, 그러면 간암 발생 위험이 높아지나요?

A형간염은 B형간염이나 C형간염과 달리 혈액을 통해 전염되기보다는 A형간염바이러스에 오염된 음식물의 섭취를 통해 옮는 것이 일반적입니다. 이렇게 들어온 바이러스는 급성 간염을 일으켜

황달을 비롯한 여러 증상을 유발하고, 드물기는 하지만 심한 경우에는 간이 기능을 거의 상실하는 간 부전(不全)을 불러와 간이식이 필요해지기도 합니다.

그러나 A형 급성 간염은 일단 회복되면 만성화되는 경우는 없다고 해도 무방합니다. 따라서 A형간염은 간암과 관련이 없다고 보면 됩니다. 다만, A형과 달리 B형이나 C형 급성 간염은 일부 환자에서 만성화되어 만성 간염, 간경변증 및 간암으로 진행할 위험이 있습니다.

16. 간암 환자도 간염 치료를 같이 받아야 하나요?

먼저 B형간염의 경우, 간암의 직접적 원인일 뿐 아니라 간암이 발생했을 때 그 예후와도 밀접한 관계가 있음이 밝혀지고 있습니다. B형간염의 활성화가 조절되지 않아 간기능 저하가 지속되면 간암 치료 방법을 선택하는 데 제약을 받을 수 있습니다. 적절한 치료를 하기 위해서는 간기능을 최대한 보존해야 합니다. 다시 말해서, 간염을 잘 치료해야 간암의 예후가 좋아지고 재발을 막을 수 있으므로, B형간염 또는 그로 인한 간경변증이 항바이러스제 치료의 대상이 되는 경우에는 적극적으로 치료를 받아야 합니다.

C형간염의 경우는 대개 간경변증을 거쳐 간암이 발생하는데, 이럴 때는 간기능이 좋지 않아서 앞서 언급한 인터페론·리바비린 병합 치료가 부적절할 때가 많고, 이들 약제의 부작용이 간기능을

악화시킬 우려도 있어 치료 대상이 제한적입니다. 하지만 최근 도입되고 있는 경구용 약제들은 인터페론에 비해 적용 범위가 넓은 편이므로 전문의와 상담할 필요가 있습니다.

17. 간염과 간암은 유전이나 전염이 됩니까?

바이러스성 간염은 유전 질환은 아니고, 혈액이나 체액을 통해 전염되는 것입니다. 특히 B형간염바이러스는 산모가 바이러스 보유자인 경우 출산 전후에 아기에게 감염시킬 가능성이 매우 높습니다(수직 감염). 이 시기에는 아기의 면역력이 부족하므로 일단 감염되면 만성 간염으로 진행될 위험도 큽니다. 우리나라에서는 이 같은 수직 감염이 B형간염 전염 경로의 대부분을 차지하고 있습니다.

하지만 산모가 보유자인 것을 미리 알면, 출생 직후 아기에게 B형간염 예방 백신을 접종하고 B형간염에 대한 항체가 있는 면역 글로불린(immunoglobulin) 제제를 주사함으로써 아기가 B형간염에 걸리는 것을 90~95% 정도 예방할 수 있습니다. 따라서 모든 임신부는 B형간염바이러스 보유 여부를 출산 전에 점검해야 합니다. 전체 국민의 3% 정도가 B형간염바이러스를 갖고 있으므로 임신부에 대한 산전 점검과 적절한 조치는 국민 건강에 매우 중요합니다.

간암 또한 한 가족 내에 환자가 여럿 발생하는 경우가 있기 때문에 유전된다는 생각을 하는 분들이 많습니다. 이는 가족 간에 간염 바이러스의 전염이 잘 이루어지기 때문에 생기는 일을 오해한 것이며, 간암은 유전병이 아닙니다. 가족력이 있는 경우 발생 위험이 더 높기는 하지만, 그러한 확률이 어느 정도인지는 정확히 밝혀져 있지 않습니다. 다만, 간암의 가족력이 있으면서 B형 혹은 C형간염 등의 위험 인자를 가진 사람은 간암 조기 검진을 더욱 철저히 받아야 합니다.

18. 간염 보유자가 있는 가족인데 무엇을 주의해야 하지요?

B형간염이나 C형간염은 식사를 같이 하거나 포옹, 가벼운 입맞춤을 하는 정도의 일상적인 신체 접촉으로는 전염되지 않는 것으로 알려져 있습니다. 다만, 부부 등 지속적으로 성관계 등 밀접한 신체 접촉을 갖는 사람들 사이에서는 감염될 위험이 있으므로 B형간염 항체가 없는 경우에는 백신 접종이 필요합니다. 커플 중 하나가 B형간염 환자 또는 바이러스 보유자인데 상대방이 B형간염 예방접종을 완료하지 않았거나 항체가 형성되지 않은 경우, 혹은 C형간염인데 상대방이 여러 명일 경우에는 성관계 시 콘돔 사용을 권장하고 있습니다.

또한, 점막이나 피부에 난 상처를 통해 감염될 수도 있으므로 혈액이 남아 있을지 모르는 칫솔이나 면도기, 손톱깎이 등은 함께 쓰지 않도록 해야 합니다.

19. 비만이나 당뇨도 간암과 관련이 있습니까?

비만이나 당뇨에는 지방간(脂肪肝), 즉 간세포 속에 정상보다 많은 지방이 축적된 상태가 흔히 동반되며, 이처럼 알코올 섭취 이외의 원인으로 발생하는 지방간을 '비알코올 지방간'이라 합니다. 비알코올 지방간 질환은 비만, 당뇨, 고지혈증, 대사 증후군 등과 밀접한 연관을 보이는데, 간 내에 지방이 침착(沈着, 들러붙음)하면서 염증을 동반하는 경우를 '비알코올 지방간염'이라 부릅니다. 비알코올 지방간 질환이 있으면 추후 1~3% 정도가 간경변증으로 진행하며, 염증을 동반하는 비알코올 지방간염에서는 이 비율이 약 10%로 높아진다고 알려졌습니다. 이렇게 지방간과 연관하여 발생한 간경변증에서의 간암 발생률은 연간 2~3% 정도입니다. 따라서 비만이나 당뇨와 함께 지방간이 있는 사람은 체중을 적정선으로 감량하여 유지하고 당뇨도 치료를 통해 잘 조절하여 지방간의 진행을 막도록 노력해야 합니다.

20. 술이 간에 안 좋다는 건 상식이지만, 구체적으로 얼마나 나쁜 거죠?

술은 그 자체가 지방간, 간염, 간경변증과 간암 등 거의 모든 범주의 간질환을 유발합니다. 과음하는 사람의 80~90%에서 알코올 지방간이 발생하며, 15~30%에서 간경변증이 생길 수 있습니다.

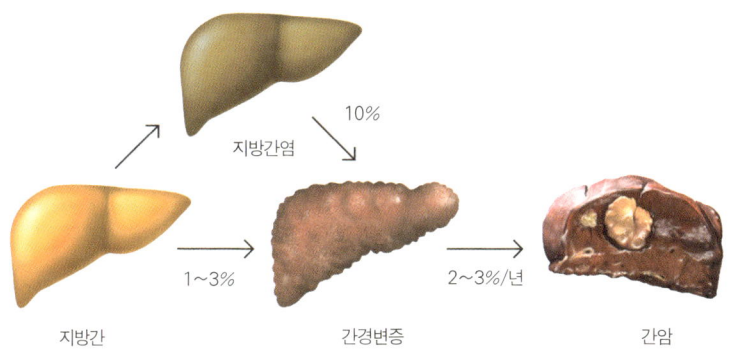

〈지방간의 자연 경과〉

유전적 요인 등 다른 요소들이 영향을 줄 수 있지만, 일반적으로 음주량에 비례하여 알코올 유발 간 손상이 증가합니다. 간헐적이 아니고 매일 마실 때, 음식을 먹지 않고 술만 마실 때, 여러 종류의 술을 섞어서 마실 때, 알코올 간질환의 발생 위험도는 증가합니다. 또한, 마시는 술의 종류보다는 섭취하는 알코올의 총량이 알코올 간질환과의 연관성이 더 크다고 알려졌습니다. 비만과 흡연 또한 알코올 간질환의 발생을 부추기므로 체중 조절과 금연에도 노력해야 합니다. 이미 B형간염이나 C형간염이 있는 경우, 음주는 간경변증으로의 진행 및 간암 발생 가능성을 더욱 높인다고 하니 한층 유의해야 합니다.

21. 간 수치는 무엇이고 간암 수치는 또 뭔가요?

혈액 검사와 관련해서 흔히 '간 수치'라고 하는 것은 간기능검사 항목들 중 몇 가지를 가리킵니다. 가장 많이 거론하는 것은 아스파르테이트 아미노전이효소(aspartate aminotransferase, AST, 예전의 GOT)와 알라닌 아미노전이효소(alanine aminotransferase, ALT, 예전의 GPT)의 수치입니다. AST와 ALT는 간염바이러스나 알코올, 약제 등으로 인하여 간세포에 염증 또는 손상이 발생할 때 증가하며, 이 수치들이 높다면 간질환이 있는 게 아닌지 점검해봐야 합니다.

'간암 수치'라고 하면 대개 알파태아단백(alpha-fetoprotein, AFP) 수치를 뜻합니다. 종양 표지자의 일종인 이 알파태아단백이 많아지고 영상 검사에서 합당한 소견이 있다면 간암을 의심해볼 수 있으나, 간에 염증이 심하거나 다른 부위에 암이 있는 경우에도 수치가 상승할 수 있습니다.

간 수치와 간암 수치가 모두 정상이라고 해서 암이 없다고 단정하기는 어려우며, 상승했다고 해서 꼭 암이 있는 것도 아니므로, 환자의 모든 상태를 면밀히 고려하는 진료가 필요합니다.

22. 간암이 생길 위험이 있다고 합니다. 대처 방법을 가르쳐주세요.

간암은 개념상 '간에서 시작된 암'을 가리킵니다. 다른 암, 예컨

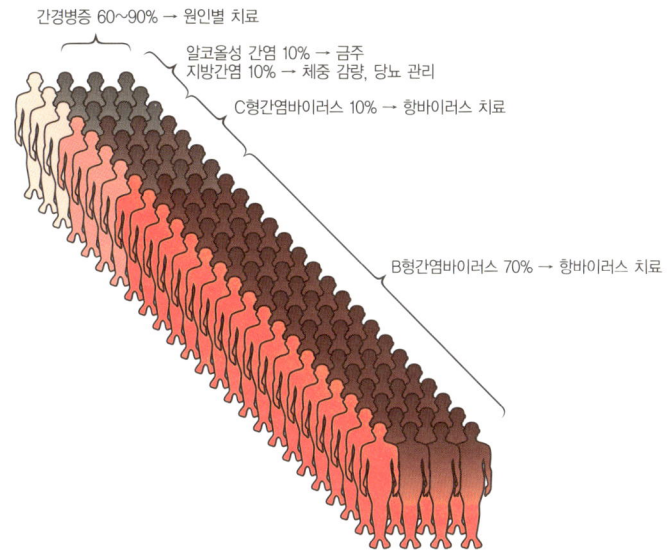

〈한국인 간암세포종의 원인과 예방법.〉

대 위암이나 대장암, 폐암 등이 간으로 퍼져 온 것은 '전이성 간암'이라고 부르긴 해도 엄밀한 의미의 간암(원발성)은 아닙니다.

간을 이루고 있는 주된 세포인 간세포가 암세포로 변화한 것을 간세포암종이라 하고, 간을 이루는 다른 종류의 세포인 담관세포가 암세포로 변한 것은 담관세포암종이라고 합니다. 간을 구성하는 또 다른 세포들에서도 드물지만 암이 발생할 수 있습니다.

간암은 다른 암들에 비해 발생 원인이 뚜렷한 편입니다. 한국인의 간세포암종은 약 70%가 B형간염바이러스 감염 때문에 생기고, 10%쯤이 C형간염바이러스 감염, 다른 10%가 알코올성 간염으로 인해, 나머지 약 10%는 지방간염, 선천성 간질환 때문에 생깁니다. 그러므로 간암(간세포암종)이 생길 위험이 있다면 그 원인을 제거해야 합니다. 즉 B형간염이나 C형간염을 치료하고 술을 끊어야 하며, 당뇨병을 잘 다스리고, 비만이 있다면 체중을 줄여서 지방간을 치료해야 합니다. 그렇게 하면 간암이 생길 위험을 반 이상 줄일 수 있습니다. 하지만 위험의 반이 아직 남아 있습니다. 바로 간경변증입니다. 간경변증은 상처에 의해 이형성 결절(혹)이 생기게 하며, B형간염바이러스가 원인인 경우 바이러스가 간세포 유전자에 끼어들어 유전자 변이를 일으키는데, 두 가지 다 간암으로 이어질 수 있습니다.

    그러므로 간암 발생 위험을 안고 있는 B형, C형간염바이러스 보유자와 모든 원인의 간경변증 환자들은 최소한 6개월에 한 번씩은 간 초음파 검사와 혈청알파태아단백 검사 등 간 관련 검사들을 받아야 합니다. 간암 발생을 초기에 발견하여 완치시키려면 이 방법이 최선입니다.

간암의 진단과 치료법 결정

23. 간암은 어떻게 진단하지요?

간암의 대부분을 차지하는 간세포암종은 다른 부위의 암들(예를 들어 위암, 유방암, 대장암 등)과 달리 정밀하게 촬영하는 CT(컴퓨터 단층촬영)와 MRI(자기공명영상) 검사만으로도 진단이 가능합니다. 특히 환자가 간세포암종의 주된 위험 인자인 B형이나 C형간염바이러스를 가지고 있거나, 간경변증임이 확실하면서 종양의 크기가 1cm 이상인 경우에 더욱 그렇습니다. 그러나 CT나 MRI의 영상이 정밀하지 않거나, 촬영된 종양이 간세포암종의 전형적인 모습이 아닌 경우에는 다시 촬영하거나, 시간 간격을 두고 추적 촬영을 하거나, 조직검사를 하기도 합니다.

이처럼 간암의 진단과 추적에는 정밀한 CT 촬영이 매우 중요한데, 일부 환자들은 방사선 노출 때문에 CT를 꺼립니다. 그러나 국제방사선보호위원회에서는 "환자에 대해 의료용 방사선 노출을 제한할 경우 진단이나 치료의 효율성이 떨어져서 환자에게 이로움보다 해로움을 더할 수 있으므로 의료용 방사선 노출 한도는 권고하지 않는다"라고 했습니다. 대한간암학회-국립암센터 가이드라인에서도 간세포암종 환자에서 진단 및 치료 결정을 위한 영상검사의 방사선 피폭량을 제한하는 것은 의학적으로 무의미하며, 진단 및 추적을 위한 CT 검사는 필요하다고 권고하고 있습니다.

24. 암은 얼마나 커져야 CT에 나타나나요?

최근 의료 장비 기술이 비약적으로 발전하여 CT로 1cm 미만의 작은 병변도 볼 수 있으나, 일반적으로는 크기가 1cm 이상 되어야 잘 보입니다. 간세포 특이 조영제를 사용한 MRI에서는 1cm 이하의 종양을 CT보다 더 잘 발견할 수 있는 것으로 알려졌습니다.

하지만 간에서 볼 수 있는 다양한 병변 중 선천성 질환, 염증성 질환, 종양성 질환을 구별하고, 종양성 질환 중에서도 양성과 악성 종양을 감별하며, 다양한 악성 종양 중 간암을 진단해내려면 1cm 이상 크기의 병변으로 간세포암에서만 보이는 특별한 영상 소견이 있어야 합니다. 특별한 소견이 보이지 않는다면 1cm 미만 병변에서는 추적 검사를 실시하고, 1cm 이상 병변에서는 간암이 의심되는 경우 조직검사를 시행합니다.

병변의 크기가 커도 간암의 특이적 영상 소견이 없거나 주변의

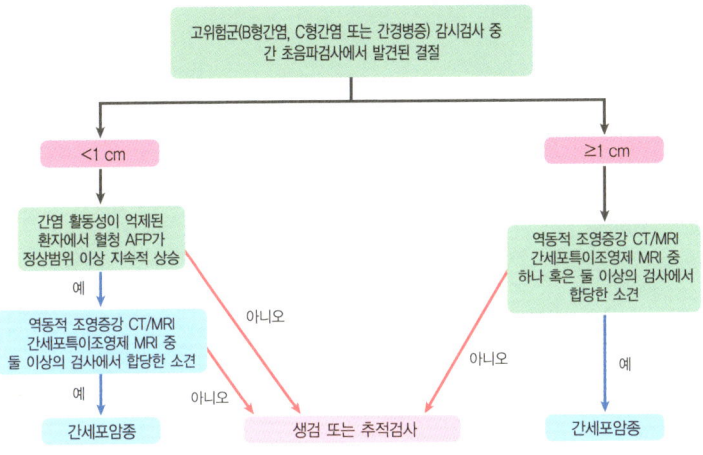

〈간암의 진단 방법. 2014 대한간암학회-국립암센터의 간세포암종 진료 가이드라인.〉

정상 간조직과 구별되지 않을 경우에는 영상 소견만으로는 간암을 진단하지 못할 수도 있습니다. 간에서는 기존의 만성 염증성 질환이나 간경변증에 동반되는 이형성 결절이 간암으로 발전하는 경우도 많습니다. 따라서 크기가 2~3cm라 해도 영상만 보고 간암을 진단하기 어려운 경우도 있는 것입니다.

25. 간암이 CT에서 어떻게 보이는지 궁금합니다.

간암을 진단하기 위해서는 일반적인 비조영 CT 검사(조영제를 투여하지 않음) 혹은 비조영기/조영기 2주기 CT 검사와는 다르게, 주사로 투여되는 조영제의 흐름을 따라가며 비조영기, 동맥기, 문맥기, 정맥기에 각기 촬영을 하는 4주기 역동적 조영 CT 검사를 시행해야 합니다.

간세포암은 역동적 조영 CT에서 피막(껍질)을 지닌 결절형 종괴가 가장 많이 보이며, 동맥기에는 대체로 주변의 정상 간 조직보다 밝게 보이고, 시간이 지나 문맥기나 정맥기가 되면 오히려 주변의 정상 조직보다 어둡게 보이는 특징이 있습니다. 이러한 특징적인 모양이 나타나면, 종괴의 크기가 1cm 이상이고 만성 B형, C형간염 환자나 간경변증 환자인 경우 조직검사 없이도 간세포암종으로 진단할 수 있습니다.

하지만 양성 종양이나 다른 악성 종양도 이와 비슷한 소견을 보이는 수가 있으니 감별진단에 주의해야 합니다. 또한 모든 간암이 이처럼 전형적인 모양을 보이는 것은 아니며, 둘러싼 피막이 없이 주위 조직을 침습(侵襲)하는 방식으로 자라는 경우, 간 내 혈관 또는 담도를 직접 침범하는 경우, 조영제를 주었을 때 주변의 정상 간 조직과 잘 구분돼 보이지 않는 경우 등 매우 다양한 형태로 나타날 수 있습니다. 종괴 즉 암 덩어리가 크다면 간 바깥쪽으로 자라서 주변 장기를 침범하거나, 멀리 떨어진 림프절(림프샘) 또는 다른 장기로 전이할 수도 있습니다. 또한 종괴가 간 표면에 위치하는 경우에는 간 피막을 뚫고 종괴가 파열되어 복강 내로 출혈이 되고 혈종(血腫, 혈액이 한곳에 모여 혹처럼 된 것)이 생기는 응급 상황이 발생할 수도 있습니다.

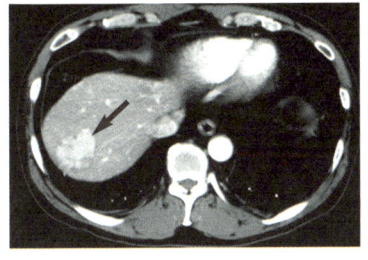 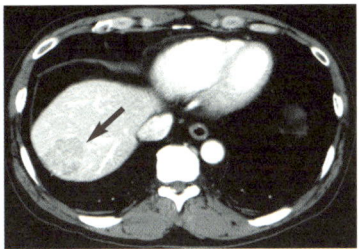

〈동맥기에는 주변에 있는 정상 간 조직보다 밝게 보이고, 문맥기에는 주변 조직보다 어둡게 보이는 특징을 갖는 간세포암이 간에 있다(검은 화살표).〉

26. 병기라는 것은 무엇인가요?

질병의 경과를 그 특징에 따라 몇 시기로 구분한 것을 병기(病期)라고 부릅니다. '질병의 시기(時期)'를 줄여 부르는 말이라고 생각하면 되겠습니다. 흔히 1, 2, 3, 4기로 나누어 병의 진행 단계를 분류합니다. 1기가 제일 초기이며 4기는 암이 많이 퍼진 상태이나, 4기가 곧 말기라고 할 수는 없습니다. 흔히 말기라고 하면 암이 번지고 체력과 간기능이 약해져서 더 이상 암 치료를 못하는 상태를 말합니다.

병기는 암의 예후가 어떠할지 내다보고 치료 방법을 정하는 기준으로 활용되며, 여러 의학적 통계의 주요 기준이 됩니다. 암의 병기를 나누는 방법은 암 종류별로 다른데, 간암의 경우 병기 분류 방법이 세계적으로 여러 가지가 있어서 혼란스럽습니다. 그래서 어떤 의사는 예컨대 갑이라는 병기 분류법에 근거해 간암 2기로 규정하는데, 다른 의사는 을이라는 분류법에 따라 3기라고도 하고,

병기	종양(T)	림프절(N)	전이(M)
I	T1	N0	M0
II	T2	N0	M0
III	T3	N0	M0
IV A	T4	N0	M0
	T1, T2, T3, T4	N1	M0
IV B	T1, T2, T3, T4	N0, N1	M1

	T1 (3/3)	T2 (2/3)	T3 (1/3)	T4 (0/3)
① 종양개수 1 ② 최대크기 ≤2cm ③ 혈관, 담관 침습(-)				

〈간암 병기(modified UICC stage).
2014대한간암학회-국립암센터 간세포암종 진료 가이드라인.〉

또 다른 의사는 병의 방법으로 C병기라고도 합니다. 이렇게 여러 방식이 혼용되는 것은 어떤 병기 분류법도 100% 만족스럽게 병의 특성과 예후를 반영하지 못하기 때문입니다.

대한간암학회와 국립암센터에서는 일본에서 개발한 병기 분류법이 우리나라 현실에 가장 적합하다고 생각하여 진료 가이드라인에서 그 방법을 권하고 있지만, 아직 미국이나 유럽에서 개발한 방법을 쓰는 의사들이 상당수 있는 것이 현실입니다. 권장되는 병기 분류법의 세 가지 핵심은 암의 크기가 2cm 이하인지, 개수가 몇 개인지, 혈관이나 담관 침범이 있는지, 림프절(림프샘) 전이나 원격 전이가 있는지의 여부를 확인하는 것입니다.

27. 조직검사를 하고도 진단이 애매하다네요. 왜 그렇지요?

앞에서도 보았듯이, 간에서 발생하는 암에는 여러 종류가 있습니다. 간 조직을 구성하는 모든 세포가 종양성 증식을 할 수 있으며, 이를 원발성(原發性) 간암이라고 합니다. 또한 다른 장기에서 생긴 암세포가 원격 전이로 간에 도달하여 성장하는 전이암도 흔히 보입니다. 조직검사란 환자의 암이 간에 생기는 여러 암종 중 어느 것인지를 확인하기 위해 암 조직의 일부를 떼어내어 현미경으로 그 구성 세포가 어떤 종류인지를 확인해 병리학적 진단을 내리는 것입니다. 대부분의 암은 이러한 조직검사를 거쳐 확진을 하게 됩니다. 간암의 대부분을 차지하는 간세포암종은 다른 부위의 암들(예를 들어 위암, 유방암, 대장암 등)과 달리 정밀하게 촬영하는 CT(컴퓨터 단층촬영)와 MRI(자기공명영상) 검사만으로도 진단이 가능합니다. 그러나 촬영된 종양이 간세포암종의 전형적인 모습이 아닌 경우에는 조직 검사를 하기도 합니다.

조직검사를 하고서도 진단을 정확하게 내릴 수 없는 경우는 다음과 같습니다.

1) 같은 종류의 암이라도 분화 정도에 따라 그 형태가 서로 다릅니다. 분화도란 세포의 구조와 기능이 특수화하고 성숙한 정도를 말합니다. 분화도가 매우 나쁜 경우엔 세포의 변형이 심해서 세포의 모양이나 세포들이 이루는 구조만으로는 어떤 종류의 세포에서 기원한 암인지 파악하기가 어려울 수 있습니다. 이러한 경우 추가로 특수 검사를 시행하여 진단을 내리기도 하지만, 추가 검사로도 악성 종양 여부나 조직학적 유형을 분명히 밝혀내기 어려울 때가 있습니다.

2) 간암 중 담관 상피(上皮)에서 기원하는 담관암종은 거의 대부분 선암종(腺癌腫, 샘조직에 생긴 악성 종양)의 형태로 나타납니다. 이는 다른 장기의 선상피에서 기원하는 선암종과 매우 유사하여 구분하기 어려운 경우가 있습니다.

3) 채취한 조직의 양이 진단하기에 불충분한 경우가 있습니다. 암이 매우 빨리 자라는 경우 암 조직 내부의 괴사(생체 내의 조직이나 세포가 부분적으로 죽는 일)와 출혈을 동반하며, 어떤 암에서는 염증 세포와 섬유성 조직이 섞여 있어 조직검사에 이런 부위가 많이 포함되면 비록 종양에서 조직을 채취했다 해도 정확한 진단을 내릴 수 없게 됩니다. 이 같은 경우에는 조직검사를 다시 실시할 수도 있습니다.

28. 간암 진단을 받았는데 다른 병원에 가서 다시 검사해보는 게 좋을까요?

　의사에게서 암에 걸렸다는 말을 듣는 환자들은 대부분 큰 충격을 받고 두려움을 느낍니다. 그래서 암 진단이 틀렸다고 의심하는 경우가 많습니다. 병원이나 의사에 대한 신뢰도가 낮은 경우엔 더욱 그렇습니다.

　암의 진단과 치료에는 환자와 의사 사이의 신뢰가 다른 어떤 질환에서보다도 중요합니다. 죽음을 경계로 하여 치료해야 하는 경우가 많기 때문입니다. 일부 환자들은 공포심과 불신 때문에 서너 군데 병원을 전전하기도 하는데, 이런 태도는 치료를 지연시켜 병을 더 키우고, 확실히 검증된 치료법조차 믿지 못해서 검증되지 않은 무의미한 치료나 해로운 치료에 매달리는 결과를 낳기도 합니다.

29. 간암에 걸리면 얼마나 더 살 수 있나요?

　미래를 예측하는 것은 인류의 숙원입니다. 과학적으로 미래를 내다보려는 사람들은 과거와 현재의 다양한 자료를 분석하여 앞일에 영향을 주는 여러 요소를 찾아낸 후, 현재의 알려진 요소들에 복잡한 통계적 방법을 적용하면서 합리적인 추론과 해석을 통해 미래를 예측합니다. 대표적인 것이 일기예보이고, 암 병기에 따른 예후 판단도 그러한 예측입니다. 내일 비가 올까 안 올까 하는 식이 아니라 비 올 확률이 10%, 50%, 80%인가 하는 식입니다. 과학적 미래 예측은 모두가 통계적 방법에 따른 것입니다.

암 병기별 생존율도 흔히 1년, 3년, 5년 생존율이 몇 퍼센트라는 식으로 말합니다. 하지만 개인별로 다른 여러 조건을 두루 고려하면 생존율이 달라질 수 있습니다. 예를 들어 우리나라와 일본에서 사용하는 병기분류법인 modified UICC 1, 2, 3, 4 병기의 경우 5년 생존율이 각기 71%, 60%, 25%, 5%입니다만(국립암센터 자료 근거), 같은 병기의 환자라도 간기능과 간염 상태, 종양의 형태와 크기, 개수, 혈관 침범 여부와 정도, 어디서 어떤 치료를 받았는지 등에 따라 실제 생존 기간이 큰 차이를 보입니다. 즉 1 병기인데도 여러 이유로 얼마 못 사는 환자도 있고, 4 병기 환자 중에서도 완치되거나 5년 이상 사는 분들이 종종 있습니다. 따라서 단순히 병기가 얼마이므로 얼마밖에 못 산다고 생각해 아예 치료를 포기하면 안 됩니다. 통계에 의한 예측은 집단을 기준으로 한 것이어서 개인 차원에서는 오차의 폭이 아주 넓을 수 있기 때문입니다.

30. 간암은 치료법이 여러 가지라지요?

간암은 그것이 발생한 장기, 즉 간의 기능이 어떠한지에 따라 치료법이 결정된다는 점에서 다른 암들과 커다란 차이가 있습니다. 즉 간암의 병기와 간기능, 전신 수행능력 상태를 바탕으로 최선의 치료법을 택하며, 여건에 따라서는 차선의 치료법을 적용하기도 합니다.

간암의 치료법은 다음과 같습니다.

1) 개복을 하거나 복강경을 넣어 간에서 암과 그 주변을 절제해 내는 절제술

2) 간암과 병든 간을 한꺼번에, 즉 암을 포함한 간 전체를 제거한 후 누군가가 제공한 새 간을 이어 붙이는 간이식

3) 초음파나 CT 영상을 보면서 기다란 특수 바늘(바늘 끝에서 일정 범위 내로 전자레인지의 것과 비슷한 고주파가 방출됨)로 간암을 익혀서 치료하는 고주파열치료술

4) 초음파 영상을 보면서 가느다란 주삿바늘로 암에 순수 알코올을 주입하여 치료하는 에탄올주입술

5) 간세포암종의 특성인 혈관 신생을 역으로 이용해, 암의 영양 공급선인 가느다란 간동맥을 찾아서 그곳에 항암제와 그 항암제가 암에 잘 머물게 해주는 리피오돌(lipiodol)이라는 양귀비씨 기름 추출액을 혼합하여 주입한 후 그 혈관을 막아버리는 경(經)동맥화학색전술(transarterial chemoembolization, 흔히 TACE라고 약칭)

6) 방사선이나 양성자를 몸 밖에서 암 부위에 쪼여서 암세포를 치료하는 방사선치료법

7) 간암 특유의 세포 증식과 혈관 증식 등을 억제하는 소라페닙(sorafenib) 등의 표적치료제를 복용하는 전신 항암요법

mUICC 병기	최선의 치료	차선의 치료
I	절제술 고주파열치료술	경동맥화학색전술 에탄올주입술 양성자/방사선치료술
II	절제술 고주파열치료술 (종양 3cm 이하)	경동맥화학색전술 간이식술 방사선/양성자치료술
II	뇌사자 간이식술(밀란 척도 이내) 경동맥화학색전술 고주파열치료술 (종양 3개 이내)	간절제술 생체간이식술
II	경동맥화학색전술 방사선/양성자치료술 소라페닙 표적치료	간절제술
III	경동맥화학색전술 간이식술(밀란 척도 이내) 고주파열치료술 (종양 3cm, 3개 이내)	간절제술
III	경동맥화학색전술 방사선/양성자치료술 소라페닙 표적치료	간절제술
III	경동맥화학색전술 소라페닙 표적치료	
IVa	소라페닙 표적치료	경동맥화학색전술
IVa	소라페닙 표적치료	경동맥화학색전술 방사선/양성자치료술
IVb	소라페닙 표적치료	경동맥화학색전술 방사선/양성자치료술

이러한 치료법들은 오랜 시간 과학적 임상시험을 통해 검증된 것으로, 각기 효과를 볼 수 있는 암의 병기와 특징들이 밝혀져 있습니다. 이들 이외에도 임상시험 중인 몇 가지 치료법이 더 있으나 효과가 널리 검증되지 않았기에 여기서 소개하지는 않겠습니다.

31. 간기능 평가와 치료법 결정 과정을 알고 싶습니다.

간기능을 평가하는 방법 중 가장 널리 사용되는 차일드-퓨(Child-Pugh) 분류는 혈액 내 황달 수치, 알부민 수치, 프로트롬빈 시간(prothrombin time), 복수(腹水)의 정도, 간성 혼수(肝性昏睡) 유무 등을 종합해 5점부터 15점까지 점수를 매겨서 A, B, C 등급으로 나눕니다. A등급은 정상적인 간기능을 일컫습니다. C등급이 간기능이 가장 안 좋은 경우이며, B등급은 중간입니다. 프로트롬빈 시간은 혈액의 응고 능력을 조사하기 위한 검사법이며, 간성 혼수란 간의 병으로 인해 간기능 상실이 생겨 정신이 혼미해지는 증상을 말합니다.

아무리 초기 간암이라도 간기능이 나쁘면 간이식 외의 다른 치료는 할 수가 없고, 4기 암이라도 간기능이 좋다면 좀 더 적극적인 치료법을 적용하여 좋은 효과를 기대할 수 있습니다. 그래서 자세한 문진과 진찰, 혈액 검사 등을 통해 전신 수행능력과 간염의 원인, 간기능 상태, 신장 기능 상태, 지혈 능력 등을 살펴보고, 전문적인 CT와 MRI 검사로써 간암의 형태, 크기, 개수, 혈관 침습 여부를

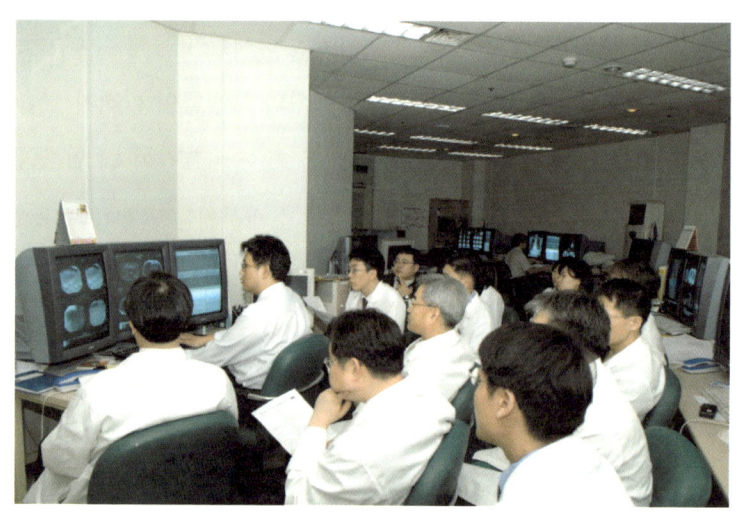
〈최선의 치료법을 다학제적 방식으로 의논하고 있는 의료진 모습.〉

확인합니다. 경우에 따라 전이를 더 확실히 파악하기 위해 여러 장기를 따로 촬영하거나 양전자 방출 컴퓨터 단층촬영(PET-CT) 등을 시행합니다.

암 병기와 간기능 상태, 전신 수행능력 등을 두루 파악한 후 내과, 외과, 영상의학과, 방사선종양학과, 병리과 의사들이 의논하여 최선의 치료법과 차선의 치료법을 정하게 됩니다. 전문 병원에서는 대개 이러한 다학제적(多學際的) 접근을 하고 있습니다.

32. 간암도 완치가 가능한가요?

물론입니다. 초기 간암은 대부분 완치가 가능하고, 4기 간암도 완치되는 경우가 있습니다. 다만, 간암은 정상적인 간에서는 거의 발생하지 않고 대부분 간염이나 간경변증을 오래 앓은 후에 생기므로, 암을 치료했더라도 간 자체는 병든 상태로 남아 있어 다시 암이 생기는 경우가 종종 있습니다. 그러므로 간암 환자들은 완치 후에도 두 가지 일을 잊지 말고 해야 합니다.

첫째 병든 간에 '원인 치료'를 해야 합니다. 즉 암이 발생한 요인이 B형 혹은 C형간염이라면 필요한 경우 그에 맞춰 간염바이러스 치료제를 써야 하고, 지방간이라면 당뇨나 비만을 잘 관리해 지방간을 없애야 하며, 술이라면 금주를 해야 합니다.

둘째 일단 간경변증이 생긴 간은 대부분 그 상태가 지속되며, 연령 증가에 따라 더욱 심해질 수 있어서 간암 재발의 원인이 됩니다. 그런데 아직까지는 경변된, 즉 굳어져버린 간을 다시 풀리게 하는 방법이 대개의 경우에는 없기에, 간암 재발 여부를 평생 감시해야 합니다.

흔히 '5년 생존율'이나 '5년 완치율'이라고 부르는 것은 의학적 통계의 기준일 뿐이지 5년이 지났다 해서 이후엔 간암의 재발이 없다는 뜻도 아니고, 암환자는 5년밖에 못 산다는 뜻도 아닙니다. 또한, 우리나라에서 암환자들에게 5년간 의료보험 중증 특혜를 제공하는 것(2015년 현재)은 복지 차원에서 행정부와 국회에서 정한 것이지 의학적 결정은 아니며, 5년이 지난 후에도 감시 검사는 계속해야 합니다.

간기능을 평가하는 방법 중 가장 널리 사용되는 차일드-퓨 분류는 혈액 내 황달 수치, 알부민 수치, 프로트롬빈 시간, 복수의 정도, 간성 혼수 유무 등을 종합해 5점부터 15점까지 점수를 매겨서 A, B, C 등급으로 나눈다. A 등급은 정상적인 간기능을 일컫는다. 프로트롬빈 시간은 혈액의 응고 능력을 조사하기 위한 검사법이며, 간성 혼수란 간의 병으로 인해 간기능 상실이 생겨 정신이 혼미해지는 증상을 말한다.

수술과 이식

33. 간 수술을 하기 전에 무슨 검사를 받게 되나요?

간 수술을 고려하는 환자는 다양한 검사를 거치게 됩니다. 우선 기본적인 혈액 검사와 심장 검사, 폐 검사 등을 하고, 전신 마취를 받기에 문제가 없는지도 알아봅니다. 그리고 수술 가능성이 있는지, 한다면 어느 방법으로 하는지를 결정하기 위해 종양이 어디에 몇 개가 있는지를 파악하는 CT와 MRI 검사를 합니다. 요즘은 CT 검사를 통해 수술 후 남게 될 간의 부피를 미리 계산할 수도 있습니다. 또한, 절제 후 남은 간으로 몸이 안전하게 회복될 수 있는지를 사전에 알아보는 잔존 간기능 검사도 합니다(주로 혈액을 이용).

간암이 크거나 개수가 여럿이면 몸의 다른 부위(주로 복강, 폐, 뼈 등)로 전이될 가능성이 높아지는데, 간 외부로의 전이가 있으면 대개는 간 절제 수술을 하지 않습니다. 전이 여부를 알아보기 위해

PET검사를 시행하기도 합니다. 일반적으로 간 수술 전에는 조직검사를 하지 않는 경우가 많습니다.

34. 간암 환자도 마취에서 회복이 잘 되는지요?

간은 기능적 예비능(能), 즉 절제 후에도 기능을 유지하는 능력이 크기 때문에 수술과 마취 때문에 기능 장애가 발생하는 일은 흔치 않습니다. 기능 장애는 주로 간기능이 이미 나쁜 환자에게서 주로 발생하며 드물게 흡입 마취제에 특이적 반응을 하는 환자에게서 발생할 수 있습니다.

국소 마취든 전신 마취든 마취 자체는 여러 이유에서 간으로 가는 혈류를 감소시키며, 또한 기전은 명확하지 않지만 수술적 처치에 의해서도 간혈류가 감소하게 됩니다. 이러한 간혈류의 감소를 가져오는 수술과 마취는 간기능 부전을 더욱 촉진할 가능성이 있습니다. 따라서 기본적으로 모든 수술은 간기능이 정상화될 때까지 연기해야 합니다.

하지만 실제 임상에서는 간기능이 정상이 아닌 상황에서도 수술과 마취가 많이 시행됩니다. 주로 급하게 수술할 필요가 있는 경우, 환자의 상태로 보아 간기능 정상화를 기다리기가 곤란한 경우, 또는 수술로 환자의 간기능이 정상화되리라고 기대할 수 있는 경우 등입니다.

간기능이 저하된 환자는 특별한 마취 관리가 필요합니다. 이때

목표는 환자의 기존 간기능을 보호하고, 간에 유해할 수 있는 요소들을 제거하는 것입니다. 따라서 마취 약물의 선택과 용량을 개인별 상황에 맞춰 다르게 해야 하고, 가능한 한 약물을 적게 사용하도록 합니다. 일반적으로 정맥 마취제보다는 흡입성 마취제가 더 선호됩니다.

요즘은 임상에서 쓰이는 마취 약제들과 수술 술기(術技, 의료 기술)가 많이 발달해서 수술 중 마취 관리가 적절히 이루어지기만 하면 수술 후 환자의 회복에는 거의 영향을 미치지 않습니다. 간기능이 좋지 않다 해도 심하지 않고 필요한 경우에는 수술과 마취를 시행할 수 있습니다.

35. 간은 어느 정도까지 절제할 수 있나요? 간암 환자도 간의 재생이 잘 될까요?

우리 몸의 장기 중 잘라내면 재생하는 유일한 것이 간입니다. 정상적인 간은 기능 유지 능력은 물론 재생력도 대단해서, 70~80%까지 잘라내도 기능을 정상적으로 유지할 뿐 아니라 6개월 내에 거의 원래 크기로 재생됩니다. 그러나 재생된다고 해서 모양까지 이전과 같아지는 것은 아니고, 남은 부분이 증식해서 부피가 비슷해지는 것입니다.

하지만 간이 정상이 아니면 재생력도 약합니다. 간암 환자의 약 70~80%가 간경변증이 있고, 그 외에도 대부분 만성 간염 등의 만

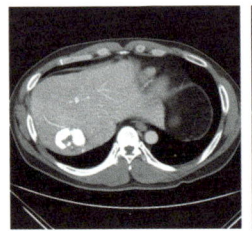 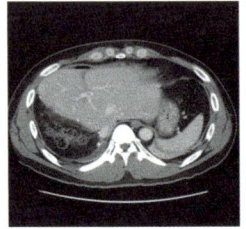 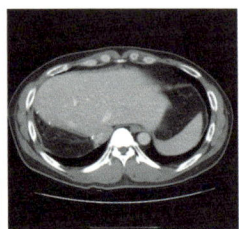

〈간절제술 전〉　　〈간절제술 1달 후〉　　〈간절제술 1년 후〉

성 간질환을 가지고 있습니다. 간경변증이 있는 경우, 간경변증이 심할수록 절제 후 재생력도 약해집니다. 간경변증 초기라면 전체 간의 50~60%를 절제해도 환자가 견딜 수 있고, 수술 전 크기의 80~90%까지 재생될 수 있지만, 간경변증이 심하면 간을 조금만 잘라내도 간기능이 회복되지 못할 수 있습니다. 그리고 간경변증이 너무 심하면 전신 마취도 못합니다. 간 수술 전에 잔존 간기능 검사를 하는데, 이는 간을 어느 정도까지 절제하면 환자가 안전하게 회복할 수 있는지를 알기 위해 시행하는 것입니다.

　결론적으로 말해, 생명에 지장이 없는 간 수술 범위는 개인마다 다릅니다. 가장 중요한 요소는 간경변증의 정도이며 그 외에 연령, 종양의 크기 및 위치 등에 따라 달라집니다.

36. 간 절제 수술은 어떻게 하나요?

　간절제술은 개복 수술과 복강경 수술, 두 방법 중 하나를 집도의가 선택합니다. 종양의 위치, 크기, 환자의 간 상태, 수술자의 선호도 등에 따라 결정됩니다. 수술의 목적은 안전하게, 그리고 완전하게 종양을 제거하는 것입니다. 어느 방법으로 하든 다음과 같은 수술 원칙은 같습니다.

간암을 절제할 때 첫째 원칙은, 암을 완전히 제거할 수 있도록 주위 간 조직을 일부 포함하여 절제한다는 것입니다. 정상적인 간은 70~80%까지 절제해도 환자가 회복할 수 있고 남은 간이 재생하여 거의 원래 크기로 회복되지만, 간경변증이 있으면 재생력이 떨어지고 절제할 수 있는 범위도 작아집니다. 따라서 간의 상태에 따라, 그리고 종양의 위치 및 크기, 환자의 전신 상태에 따라 절제 범위를 달리 해야 합니다. 간경변증이 심하거나 환자의 전신 상태가 좋지 않으면 가능한 한 간을 적게 절제해야 안전하며, 간경변증이 심하지 않고 전신 상태가 괜찮으면 좀 더 넓게 절제해도 수술 후 안전하게 회복할 수 있습니다.

둘째 원칙은 가능하면 해부학적 간절제술을 시행하는 편이 좋다는 것입니다. 전문적인 이야기지만 간단히 설명해보겠습니다. 해부학적으로 간은 아래 그림과 같이 혈관 분포에 의해 8개의 분절로 이루어져 있으며, 각각의 분절은 고유의 혈관을 가지고 있습니다(겉보기로는 구분이 안 됩니다). 해부학적 절제술이란 이들 각 분절을 하나씩 따로따로, 혹은 몇 개를 같이 묶어 제거하는 것입니다. 5, 6, 7, 8 분절을 우간이라 하고, 2, 3, 4 분절을 좌간이라 하므로, 5, 6, 7, 8 분절을 동시에 절제하면 우간 절제술이 되고, 2, 3, 4 분절을 절제하면 좌간 절제술이 됩니다. 5, 8 분절을 동시에 절제하면 우전

구역 절제술이 되고, 2, 3 분절을 절제하면 좌외 구역 절제술이 됩니다. 물론 6번 분절만 절제할 수도 있습니다(6번 분절 절제술). 이같은 방법의 장점은, 해부학적 절제를 통해 눈에 안 보이는 암세포들을 제거함으로써 간암 세포가 혈관을 타고 간 안에서 전이할 수 없게 한다는 것입니다. 그러나 간암의 위치, 크기, 환자의 상태에 따라 해부학적 절제술을 적용할 수 없는 경우도 있습니다.

간암 절제술에서 지켜야 할 중요한 원칙은 이 외에도 여러 가지 있으나 하나만 더 거론하면, 수술 중 출혈을 최소화해야 한다는 것입니다. 출혈이 많으면 환자의 상태가 나빠지고 합병증도 많이 생기게 됩니다. 또한 수혈을 많이 하면 수술 후 간기능이 저하될 수 있고 여러 가지 병이 전염될 위험성도 있으며, 무엇보다 간암이 재발할 가능성이 높아집니다. 환자에 따라서 어려운 수술인 경우 대량 출혈과 수혈을 피할 수 없을 때도 있지만, 가능하면 조심스럽게 수술하여 수혈을 가급적 하지 않아야 합니다. 국립암센터에서는 지금까지 시행한 1,200건 이상의 간암 수술 중 약 3%에서만 수혈을 했는데 이는 전 세계에서 가장 낮은 수준의 수혈률입니다. 간암 수술 사망률도 약 1% 이하로 최저 수준입니다.

37. 개복 절제술과 복강경 절제술의 차이는 뭐지요?

전통적인 간 개복 절제술은 상복부에 큰 흉터를 남깁니다. 그래서 요즘에는 복부에 작은 구멍들을 뚫고 특수 카메라와 수술 기구

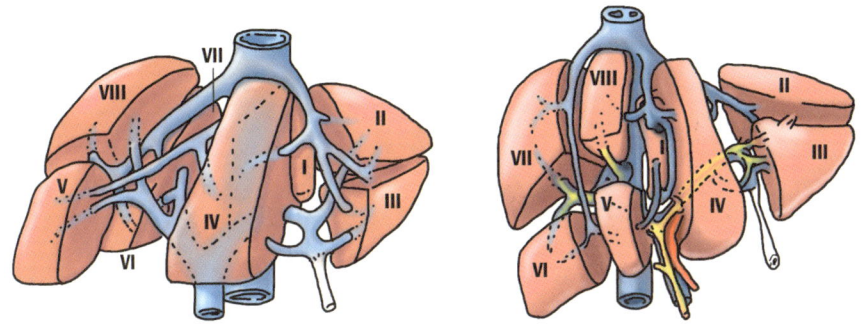

〈뒤에서 본 간의 분절(왼쪽)과 앞에서 본 간의 분절(오른쪽)〉
Ⅰ-Ⅷ:분절 1-8(segment Ⅰ-Ⅷ)
Ⅰ: 미상엽 Ⅱ: 좌간 외상분절 Ⅲ: 좌간 외하분절 Ⅳ: 좌간 내분절
Ⅴ: 우간 전하분절 Ⅵ: 우간 후하분절 Ⅶ: 우간 후상분절 Ⅷ: 우간 전상분절

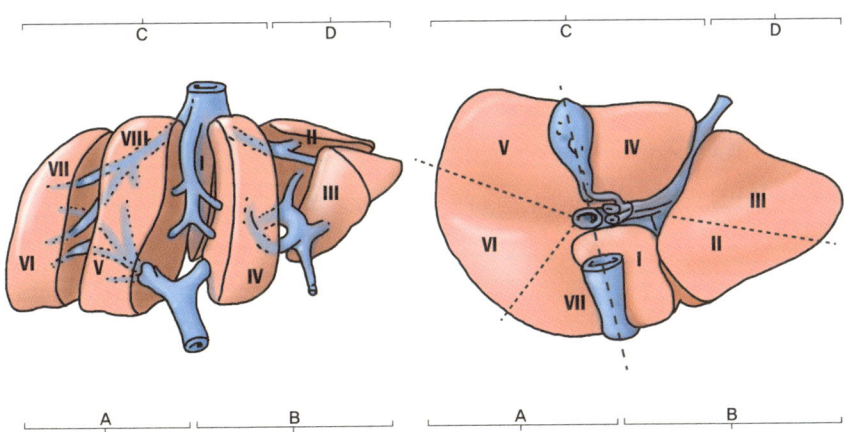

〈앞에서 본 간의 분절(왼쪽)과 간을 들추어서 올려놓고 밑에서 본 간의 분절(오른쪽)〉
A: 우간 절제(right hemihepatectomy)
B: 좌간 절제(left hemihepatectomy)
C: 우삼구역절제술(right trisectionectomy)
D: 좌외구역절제술(left lateral sectionectomy)

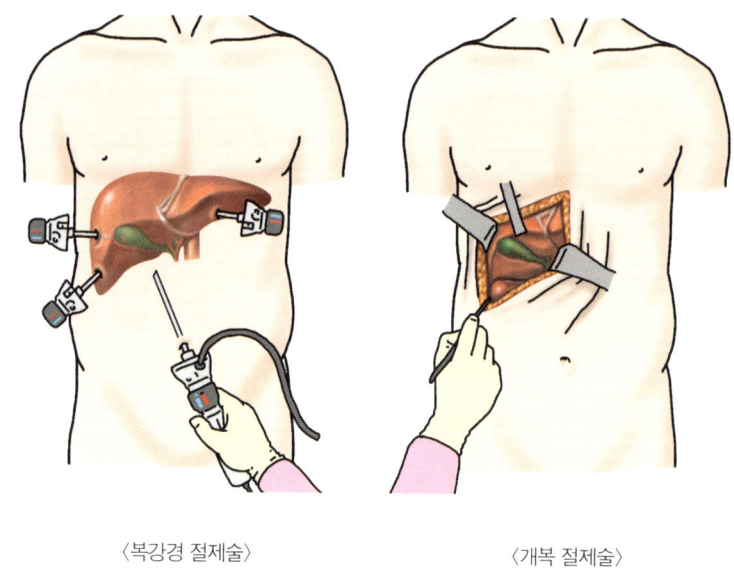

〈복강경 절제술〉　　　　〈개복 절제술〉

로 구성된 복강경을 넣어 간을 절제하는 복강경 수술이 활발히 시행되고 있습니다. 이때 절제된 간은 배꼽 아래 부위 속옷 라인 밑으로 작은 절개를 해 빼내게 됩니다.

하지만 간 절제는 큰 혈관들로 인해 수술 시 출혈이 많고 위험한 상황이 발생할 수 있어, 간의 위쪽 부분과 오른쪽 깊숙한 부분에 대해서는 복강경 수술이 제한적으로만 적용됩니다.

간 수술의 기술적인 어려움과 대량 출혈의 위험성으로 인해 간의 복강경 수술은 다른 암 수술에서보다 발전이 더딘 상태입니다. 그래도 복강경 기구가 계속 발전하면서 좌간 절제나 간단한 종양 절제 등에는 복강경을 이용한 수술이 활발히 이루어지고 있습니다.

38. 간 절제 시에 주변 장기를 같이 제거하기도 한다던데 어느 장기인지, 수술 후유증으로는 어떤 것이 있는지 알려주십시오.

통상적인 간절제술에서 흔히 함께 절제되는 장기는 담낭(쓸개)입니다. 담낭이 간 바로 아래쪽에 붙어 있고, 간의 좌우를 나누는 경계면에 위치하기 때문입니다. 따라서 간을 대량으로 절제할 때는 담낭도 반드시 제거되며, 꼭 대량 절제가 아니라도 암의 위치가 담낭 가까운 곳이라면 담낭을 같이 절제합니다. 이 외에 종양이 매우 클 경우 주변 장기 중 부신, 대장, 위장 등의 일부를 절제하기도 하지만 흔한 일은 아닙니다.

담낭 절제에 따른 후유증은 일부에서 소화불량, 설사, 속 쓰림 등이 있으나, 2~3개월 내에 대부분 호전되고 일상생활에 지장이 없습니다.

간 절제 수술 후에 발생할 수 있는 후유증으로는 간기능 저하 및 기존 간질환의 악화로 인한 간 부전(간기능 상실), 간 절제면에서 발생하는 담즙(쓸개즙) 누출과 출혈, 담도(담관, 담즙길) 협착 등이 있습니다.

이중 가장 심각한 합병증은 간 부전으로, 대량 간 절제 후 또는 만성 간질환이 동반된 간의 절제 후 발생할 수 있습니다.

담즙 누출은 수술 중 결찰(結紮)한, 즉 묶어놓은 담도에서 담즙이 복강 내로 흘러나오는 것으로, 대부분은 자연적으로 해소되지만 간혹 담즙이 복강 내에 다량으로 저류(瀦留, 고이는 현상)하여 증상을 일으키기도 합니다. 이런 경우 배액관을 삽입하여 누출된 담즙을 체외로 배출시키는 국소 시술로 치료합니다.

기능이 정상적인 간에서 수술 후 발생하는 소량의 출혈은 대부분 자연 지혈이 되거나 혈종 형성 후 더 이상 진행되지 않습니다. 그러나 대량 출혈이 있을 때, 또는 간기능 저하가 동반된 환자에서 대량 간 절제 후 출혈이 있을 때에는 자연 지혈을 기대하기 어려우므로 적극적인 대처가 필요합니다.

39. 간절제술을 받은 후 회복하는 데 얼마나 걸리나요?

회복 기간은 환자의 체력, 간경변증의 정도, 간 절제 규모에 따라 다릅니다. 보통의 경우 심한 합병증이 생기지 않으면 수술 후 1~2주 내에 퇴원합니다. 퇴원할 때의 몸 상태는 정상은 아니지만 대개 정상적인 식사량의 반 이상 먹을 수 있고, 30분 남짓 걸을 수도 있을 정도가 됩니다. 이후 식사량이 늘고 수술 부위 통증도 줄어들면 몸이 좋아지게 되며, 수술 후 2~3개월 후면 직장 복귀도 가능합니다. 등산, 수영, 골프 같은 조금 강한 운동도 할 수 있습니다.

40. 간절제술 후 생존율은 얼마나 되나요?

전체 간암 환자 가운데 10~20%만 절제 수술이 가능하며, 수술 후 재발률은 병기에 따라 다르지만 10~30%/년(5년 재발율은 대략 60~70% 정도)인 것으로 알려졌습니다. 수술 후 5년 생존율 역시 병기에 따라 차이가 나지만 대략 50% 정도입니다.

41. 간이식은 어떤 경우에 합니까?

간이식은 돌이킬 수 없는 간기능 장애를 동반한 급만성 질환에서 시행할 수 있습니다. 다만, 간 외 전이가 동반된 암인 경우, 간 외의 패혈증, 진행된 심폐 질환이 있는 경우, 술이나 약물의 중독자이거나 최근 술·약물을 남용했을 경우 등에는 간이식을 할 수 없습니다. 인체 면역결핍 바이러스(human immunodeficiency virus, HIV) 감염은 한때 수술을 절대 할 수 없는 금기 조건으로 여겨졌으나, 최근에는 이러한 경우에도 간이식이 시행되고 있습니다.

대부분의 간이식은 말기 만성 간질환으로 인하여 간이 회복될 수 없는 간경변증인 경우에 시행됩니다. 간암에 대한 간이식은 '밀란 척도(Milan criteria)'라고 하는 기준에 부합하는 경우(종양이 한 개라면 크기가 5cm 이하, 다발성이라면 3개 이하 각 병변의 크기가 3cm 이하이면서 혈관 침범이나 간 외 전이가 없는 경우)에 일차적으로 고려할 수 있는데, 최근 들어서는 밀란 척도에 부합하지 않더라도 PET-CT 결과와 종양 수치, 종양 길이의 합 등을 종합적으로 평가하여 이식대상자를 결정하기 때문에 간암의 이식 적응증을 확대할 수 있게 됐습니다(적응증이란 특정 약제나 수술 등에 의해 치료 효과가 기대되는 병이나 증상을 말씀니다).

혈액형	~부터 받을 수 있다	~에게 줄 수 있다
O형	O	O, A, B, AB
A형	A, O	A, AB
B형	B, O	B, AB
AB형	O, A, B, AB	AB

〈이식 가능한 혈액형〉

42. 간이식도 조건이 맞아야 가능하겠죠?

공여자의 간을 수혜자에게 이식해도 되는지 아닌지는 간 크기의 적합성과 혈액형을 기준으로 판단합니다. 이식할 간의 크기가 수혜자의 표준 간 용적의 40% 이상, 또는 이식 간의 무게가 수혜자 체중의 1% 이상이어야 합니다. 그리고 공여자에게 남은 간이 30% 이상 되어야 합니다. 하지만 최근 수술 기법과 환자 관리가 발전함에 따라 공여자에게 남은 간이 30% 이하인 경우, 혈액형이 일치하지 않는 경우에도 선택적으로 이식을 시행하여 좋은 결과를 보이고 있습니다.

혈액형별로 간을 받을 수 있는 혈액형, 간을 줄 수 있는 혈액형은 위와 같습니다. 최근에는 혈액형이 위의 표에서처럼 서로 맞지 않아도 생체 간이식을 안전하게 할 수 있는 방법들이 개발되어, 국립암센터에서는 전체 환자의 15~20% 정도가 혈액형 부적합 간이식을 시행하고 있습니다.

43. 간이식을 기다리는 사람에게 뇌사자의 간을 배정하는 기준은 뭐죠? 심장사 간이식도 있다지요?

말기 간질환 환자는 복수와 간성 혼수 등으로 도저히 회복할 수 없는 상태에 이르는데, 유일한 방법이 간이식입니다. 뇌사자, 즉 뇌 기능이 정지되어 회복이 불가능하다고 여겨지는 사람의 간을 이식받기 위해서는 각 병원의 장기 이식실에 뇌사자 이식 대기자로 등록하고 기다려야 합니다. 장기 기증 의향을 밝힌 사람이 뇌사를 하게 되면, 질병관리본부 장기이식관리센터(KONOS)는 뇌사자의 간을 여러 병원의 대기 환자에게 배정합니다.

배정 기준은 환자의 응급도입니다. 초응급 상태일 경우 최우선적으로 배정하는데, 우선권이 주어지는 기간은 2주일입니다. 등록한 날부터 14일 동안 뇌사자가 발생하면 간이식을 받을 수 있고, 그 기간에 뇌사자 장기 기증이 한 건도 없으면 받지 못하게 됩니다. 설사 환자가 2주 이상을 버틴다 해도 2주일이 지나면 간이식 대상 최우선 순위의 권리가 사라지기 때문입니다. 주어진 기회는 딱 한 번입니다. 이식 차례를 기다리는 3,500여 말기 간 환자들의 기회의 형평성을 고려하여 한 번의 기회만 주는 것입니다. 통상적으로 초응급 환자의 50% 정도가 주어진 2주 내에 아슬아슬하게 간이식을 받습니다. 우리나라는 간이식 대기자 수에 비해 뇌사자 장기 기증이 매우 부족하기 때문에 생체 간이식이 70~80%를 차지합니다.

사체 간이식 대부분은 뇌사자의 간이식을 일컫는데, 뇌사자는 심장 박동이 있어서 장기의 기능이 어느 정도 유지되고 있으므로 검사 결과 이식이 가능하다고 판단되면 이식을 진행할 수 있습니다. 근래에 간이식 대기자가 점점 많아지자 공여되는 간을 늘리기 위해 심장이 멈추자마자 장기를 구득하여 이식을 시행하는 심장사 간이식이 몇몇 기관에서 보고되고 있으나 주된 방법은 아닙니다. 다른 방도가 없을 경우 고려할 수 있기는 하지만, 그 결과에 대해서는 더 많은 연구가 필요합니다.

44. 자식이 간을 주겠다고 합니다. 간을 주고 나면 몸에 문제가 생기지 않을까요?

생체 공여자 간이식은 뇌사자 간이식보다 고난도의 수술 기술이 필요하고, 건강한 사람을 대상으로 대수술인 간 절제를 하는 것에 대한 윤리적 논란이 있습니다. 성인 사이의 생체 공여자 간이식에서는 간의 60~70%를 차지하는 우간이 전형적으로 절제됩니다. 공여자의 간이 절제되면 남은 간은 보상성 과증식(過增殖)을 하여 4~6주 내에 모든 간기능을 회복하고, 수술 전의 부피를 되찾습니다. 건강한 공여자라면 일반적으로 간의 70%를 비교적 안전하게 절제할 수 있습니다. 이식을 받은 수혜자의 간은 기능이나 용적 면에서 완전히 회복되는 데 공여자보다는 오랜 시간이 걸립니다.

여러 보고에 의하면 생체 공여자의 합병증 발생률은 10% 정도이고, 드물게 그것을 치료하기 위한 재수술이 필요하기도 합니다. 합병증으로는 담즙 누출을 포함한 담도 관련 문제, 음식물의 위 통과 지연, 감염 등인데, 우간을 절제한 경우에 더 빈번합니다. 한 가지 유의할 점으로, 흔한 일은 아니지만 간을 준 후의 사망 가능성 또한 공여자가 받아들여야 하는 위험이며, 0.01~0.02% 정도로 알려져 있습니다. 위험도는 수술을 집도하는 외과의의 경험이 많을수록 감소하는 것으로 여겨집니다. 출혈, 상처 통증 및 회복 지연, 혈전(血栓, 혈액 성분이 굳어서 생기는 작은 덩이) 및 색전(塞栓, 혈관이나 림프관이 막힌 상태, 또는 그 원인 물질) 등이 일어날 수 있으나, 대부분 잘 치료됩니다.

45. 간을 이식하면 간암이 완전히 치유되는 것입니까?

간이식 수술은 간암뿐 아니라 간경변증까지 동시에 치료할 수 있는 유일한 방법입니다. 최근 10여 년 간이식 기법과 수술 전후 치료 방법이 더 발전해서 간암 환자의 간이식 후 5년 생존율이 60~80%에 이릅니다. 특히 수술 전 간암이 비교적 조기인 경우에는(밀란 척도―단일 결절(종양)인 경우 5cm 이하, 3개 이하의 다발성 결절) 5년 생존율이 80% 이상이며, 재발률 또한 낮습니다. 하지만 수술 전에 간암이 이미 진행된 상태였다면 5년 생존율이 약 60% 내외로, 수술 전 암의 진행 정도에 따라 간이식 후의 성적에 차이가 있습니다. 따라서 간이식을 계획하고 있다면 비교적 조기에, 간세포암이 발견되었을 때 수술하는 편이 예후가 좋을 수 있습니다.

46. 간이식의 성공률은 어느 정도이고, 비용은 얼마나 드나요?

이식 전의 환자 상태에 따라 달라질 수 있지만, 대체로 90% 이상의 수술 성공률과 1년 생존율이 보고되고 있습니다. 간이식 비용은 환자의 회복 속도에 따른 입원 기간과 기저 질환 치료에 사용되는 약에 따라, 그리고 병원에 따라 차이가 날 수 있습니다. 국립암센터의 경우에는 수혜자와 공여자의 총 비용이 2015년 현재 3,000~3,500만 원 정도입니다.

47. 간이식을 받고 퇴원한 후에도 계속 검사를 받아야겠지요?

간이식 후에는 일반 절제술의 경우와 달리 거부 반응을 억제하기 위해 면역 억제제를 복용하게 됩니다. 면역 억제제 복용 중에는 약물 농도를 확인하고 부작용을 관찰하기 위해 혈액 검사를 더 자주 하는데, 대개는 수술 후 첫 3개월은 1~2주에 한 번씩 외래로 내원하고, 이후에는 4주 간격으로 오게 됩니다. 특히 간암의 재발 여부를 확인하기 위해 종양 표지자 혈액 검사 및 복부, 가슴 CT(컴퓨터 단층촬영)를 3~6개월마다 정기적으로 받아야 합니다.

48. 간이식은 다른 수술보다 합병증이 많다던데요?

간이식은 공여자와 수혜자의 간을 떼어내고 이식하는 복합적인 수술인 만큼 고도의 외과적 기술이 필요합니다. 그 같은 어려움에 비례해 합병증도 일반 수술보다 많이 발생하며, 마취 및 수술 시간도 다른 수술에 비해 깁니다. 특히, 기증된 간을 이식할 때 혈관 문합(吻合, 맞물려 있는 것)을 하게 되므로 혈전 및 출혈이 발생할 확률이 크며, 간이식은 일반적으로 간기능이 좋지 않은 상태에서 하게 되는 만큼 수술 부위의 출혈이 많을 수 있습니다. 그리고 이식 후 간동맥이 원활하게 기능하지 않으면 다른 간의 재이식 수술이 필요한 경우까지 있습니다.

또한, 면역 억제제를 복용하게 되니 바이러스나 세균 감염에 쉽게 노출되며, 장기간의 면역 억제제 복용은 신장 기능을 약화시킬 수 있습니다. 다른 사람의 장기가 들어가는 것이기 때문에 몸에서 거부 반응을 일으켜, 간 수치가 올라가고 황달이 발생할 수도 있습니다. 생체 간이식 후에는 30% 정도에서 담도가 좁아져 황달 및 열이 생기는 담도 염증이 생기는데, 이럴 경우 외부에서 관을 꽂거나 내시경으로 스텐트를 삽입할 수 있습니다.

우리 몸의 장기 중 잘라내면 재생하는 유일한 것이 간이다. 정상적인 간은 기능 유지 능력은 물론 재생력도 대단해서, 70~80%까지 잘라내도 기능을 정상적으로 유지할 뿐 아니라 6개월 내에 거의 원래 크기로 재생된다. 그러나 재생된다고 해서 모양까지 이전과 같아지는 것은 아니고, 남은 부분이 증식해서 부피가 비슷해지는 것이다.

고주파열치료술과 경동맥화학색전술

49. 고주파열치료술이란 무엇인가요?

고주파열치료술은 특수하게 설계된 전극에 500kHz 정도의 주파수로 진동하는 교류 전류를 흐르게 함으로써 전극 주변 이온들 간의 마찰력으로 열을 발생시켜 인체 내의 조직을 태우는 시술입니다. 초음파나 CT 등의 영상을 보면서 굵은 바늘 모양의 전극을 종괴(腫塊, 종양 덩어리)에 찌른 뒤 전류를 흐르게 하여 전극 주변 조직을 제거합니다.

고주파열치료술은 현재 간세포암에서 가장 널리 쓰이며, 대장암 등이 전이된 간 전이암, 갑상선과 근골격계의 양성 혹, 신장 종양 등에도 이용되고 있습니다.

간암의 경우 일반적으로 간 내에 3~5cm 이하의 종괴가 1~3개 있는 경우에 고려할 수 있는데, 주로 초음파 영상을 보며 시술합니

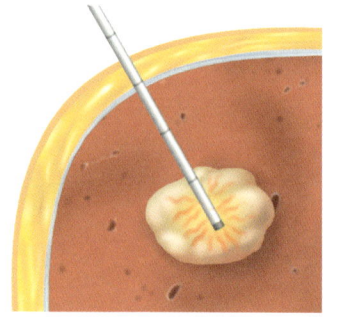 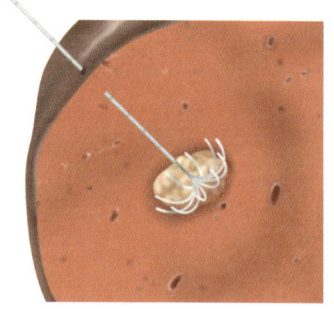

〈고주파열치료술. 바늘 형태의 전극을 삽입하여 열을 발생시키며 종양을 태워서 치료한다.〉

다. 하지만 간 내 혈관에 종양이 침범하였거나, 초음파나 CT로 암의 위치를 정확하게 확인할 수 없는 경우, 지혈이 되지 않아 출혈의 위험이 큰 경우, 간기능이 지나치게 나쁜 경우 등에는 대개 시행하지 않습니다. 고주파열치료술의 시행 여부는 암의 간 내부에서의 위치에 따라서도 달라집니다. 수술 시 개복한 상태로 고주파열치료술을 시행하는 경우도 있습니다.

50. 고주파열치료술 하는 과정을 알고 싶습니다.

시술 전의 기본 검사로 외래에서 출혈 소인(素因) 검사, 간기능 검사 및 종양 표지자 검사 등을 합니다(출혈 소인이란 출혈이 잘 일어나는 경향을 말합니다). 초음파, CT, MR 등의 영상 검사를 통해 간암으로 진단되어 초음파 유도하의 고주파열치료를 고려할 때는 시술 가능 여부를 판정하기 위한 '계획초음파'를 먼저 시행하는 경우가 많습니다. CT나 MRI 등에서 발견된 종양이 초음파에서 보이는 정도, 종양의 크기와 전극의 예상 삽입 경로, 열 손상에 취약한 주변 장기 유무, 그리고 주변 혈관과의 관계 등을 미리 평가하는 것입니다. 한편, 엑스레이 투시 유도 아래 시술할 때에는 먼저 경(經)동맥화학색전술로 리피오돌(lipiodol)에 항암제를 섞어 간세포암종에 침착시킨 후 고주파열치료를 합니다. 리피오돌이란 양귀비씨 기름 추출액으로, 항암제가 암에 잘 머물게 해줍니다.

시술은 입원하여 6시간 이상 금식한 후에 합니다. 대부분 전극 삽입은 피부를 통하여 하고, 국소 마취 또는 수면 마취를 하나 종양이 크거나 많을 경우에는 전신 마취를 합니다. 계획초음파에서 미리 설정한 삽입 경로를 통해 초음파 유도 하에 고주파 전극을 종양의 원하는 부위에 위치시키고 고주파 발생기를 작동하여 치료를 하며, 1회 열치료에 소요되는 시간은 기기별로 차이가 있어 7~20분가량입니다. 종양의 크기에 따라 3~4회 중첩 소작을 할 수 있으며, 치료 시간은 대개 한두 시간 내외입니다.

시술 직후 출혈, 동통 및 고열 등이 있기도 해서, 시술 후 적어도 두 시간쯤은 생체 활력 징후(vital signs, 체온·호흡·맥박·혈압 등)를 자주 점검해야 하며, 필요한 경우 혈액 검사를 통해 출혈 진행 여부나 간 손상 정도를 확인합니다. 또한 치료 결과를 평가하기 위하여 시술 후 24시간 이내에 CT 등의 영상 진단을 하여 충분히 치료되지 못한 잔여 종괴는 없는지를 파악하고, 그런 것이 보이면 적절한 추가 치료를 합니다. 시술 직후 검사에서 완치 치료로 판정된

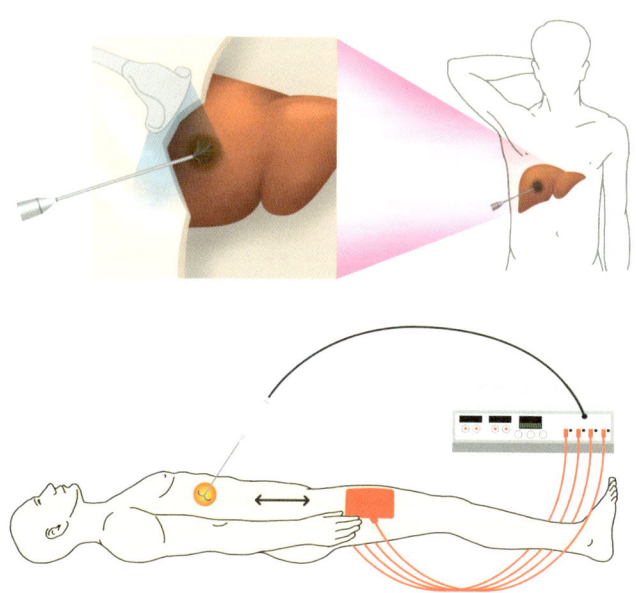

〈초음파 유도 하 고주파열치리술. 위: 초음파로 병변을 확인하며 시술한다.
아래: 고주파열발생기에서 발생시키는 고주파를 이용하여 종양을 치료한다.〉

경우에는 별다른 합병증이 없는 한 시술 다음날 퇴원하는 것도 가능합니다. 이후 정기적으로 CT 혹은 MRI 검사를 하면서 치료 부위나 다른 부위에 새롭게 재발한 병변이 있는지를 확인하게 됩니다.

51. 고주파열치료술에도 합병증이 있겠지요?

고주파열치료는 시술 당시 통증이 좀 있기는 해도 비교적 안전한 시술이지만, 합병증이 전혀 없지는 않습니다. 시술 후 가장 흔한

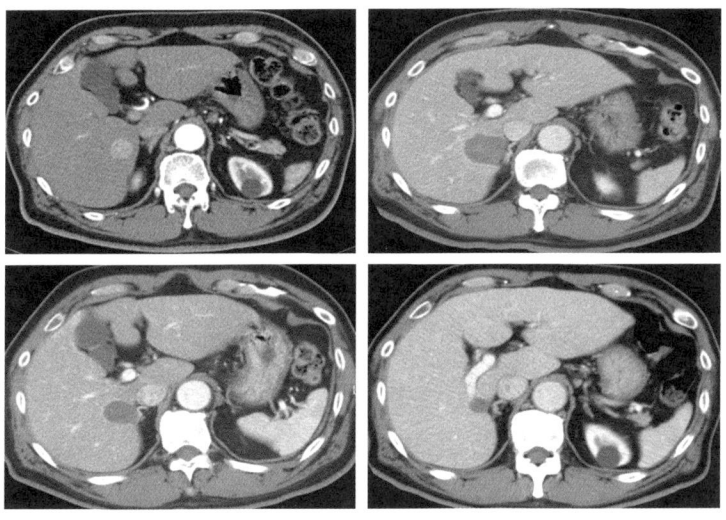

〈왼쪽 위: 고주파열치료술 전, 오른쪽 위: 고주파열치료술 직후,
왼쪽 아래: 고주파열치료술 6개월 후, 오른쪽 아래: 고주파열치료술 2년 후.〉

합병증은 경미한 간효소 수치 증가, 미열 등의 소작 후 증후군입니다. 그 외에 출혈, 감염, 간 농양(膿瘍, 고름집) 형성 등이 각각 0.5% 정도에서 발생하는 것으로 알려졌습니다.

보다 드문 합병증으로는 간 내 담관이 좁아져서 생기는 황달, 간 실질(實質, 장기의 주 기능을 담당하는 세포 조직)의 괴사, 횡격막이나 대장, 소장 등 주변 장기의 손상, 시술 시 몸에 부착하는 접지 패드에 의한 화상, 전극 경로 종양 파종전이 등이 발생할 수 있습니다. 간 주변 장기 손상이란 간암을 태우는 도중 주변 장기의 일부도 같이 타는 것을 말하는데, 이를 예방하기 위해 인위적으로 복수(腹水)를 만들어 주변 장기들이 간으로부터 좀 떨어지게 한 뒤 치료를 시행하기도 합니다.

고주파열치료의 합병증으로 인한 사망률은 0.1%, 주 합병증 발생률은 2.4% 정도로, 수술적 치료에 비해 안전하고 간편합니다.

52. 경동맥화학색전술이란 무엇이고, 어떤 경우에 받게 되나요?

정상적인 간은 간동맥과 간문맥(肝門脈, 정맥 줄기의 하나)이라는 두 가지 혈관을 통해 산소와 영양분을 공급받고 있습니다. 그런데 간세포암종은 정상 조직에 비해 간동맥에 대한 의존도가 높아서, 주로 간동맥으로부터 산소와 영양분을 공급받고 있습니다. 따라서 간동맥을 따라가면 간암 조직에 산소와 양분을 공급하는 가느다란 영양동맥을 발견할 수 있습니다. 이러한 간동맥 영양동맥을 확인한 후 그것을 통해 항암제가 섞인 색전(塞栓) 물질을 주입해, 암세포들을 죽이는 동시에 혈관도 막아버려 암 조직으로 산소와 양분이 공급되는 것을 차단함으로써 간암을 치료하는 방법이 경동맥화학색전술(TACE)입니다. '경(經)동맥'이란 '동맥을 통해서' 라는 뜻입니다.

가이드라인에는 주로 3개 이상의 간암이 흩어져 있는 경우 고식적(姑息的)인 목적으로(즉, 근본적 치료로서보다는 완화적인 목적으로) 시행한다고 되어 있지만, 실제로는 치료 적응증이 매우 넓습니다. 초기 간암의 경우에도 종양이 고주파 치료를 하기 어려운 위치에 있거나 수술 역시 어려운 경우에 경동맥화학색전술을 시행하는 경우가 많고, 진행된 간암에서도 항암제와 방사선치료를 병합하는 목

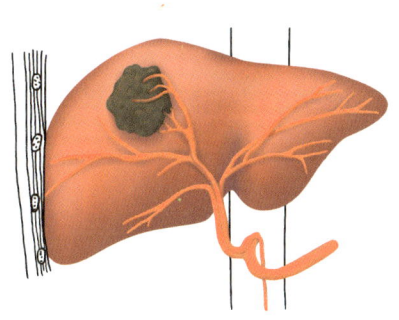

〈경동맥화학색전술. 간동맥을 통해 미세도관을 삽입하여 종괴에 가까이 접근한 후 영양동맥을 통해 항암제가 섞인 색전물질을 주입한다.〉

적으로 이 시술을 ('60. 경동맥화학색전술 후의 항암제 및 방사선치료' 문답 참조) 하고 있습니다. 현재 간암 환자에게 가장 흔하게 적용하는 치료법이라 하겠습니다.

53. 경동맥화학색전술에서는 사타구니로 도관을 넣는다지요? 시술 과정을 자세히 설명해주십시오.

경동맥화학색전술을 위해서는 우선 우리 몸의 동맥으로 안전하게 접근할 통로를 확보해야 합니다. 주로 오른쪽 사타구니 고관절 부위를 지나가는 대퇴동맥(넙다리동맥)에 도관을 삽입합니다. 간혹 오른쪽 대퇴동맥이 너무 좁거나 해부학적 변이 등의 이유로 접근이 쉽지 않을 때는 왼쪽 대퇴동맥을 이용합니다. 이 통로로 대동맥을 거쳐 간동맥까지 도관을 넣습니다. 이후 반복적으로 혈관조영 검사를 시행하여, CT나 MRI에서 발견했던 간암과 그것에 혈류를 공급하는 '영양동맥'이 어느 것인지 찾습니다. 혈관조영 검사란 간동맥까지 넣은 도관으로 조영제를 주입한 뒤 엑스레이를 통해 우리 몸의 혈관들을 보는 것입니다.

정확한 혈관조영 검사는 경동맥화학색전술에서 가장 중요한 과정이며, 호흡이나 움직임이 혈관조영 영상을 망가뜨릴 수 있으므로 환자의 적극적 협조가 필요합니다. 환자마다 간암의 상태와 간동맥의 해부학적 구조가 다르니만큼 이 검사에 걸리는 시간에도 차이가 있습니다.

암종괴의 간 내 위치와 영양동맥이 정확하게 확인되면 미세도관의 끝을 영양동맥으로 삽입하여 종괴에 가까이 접근시킨 후 항암제가 섞인 색전물질을 주입하게 됩니다. 이때 전통적으로 사용하는 물질은 양귀비씨 기름에 요오드를 화학적으로 결합시킨 리피오돌이라는 유성조영제이며, 여기에 항암제를 섞어서 종양에 충분히 침착될 정도로 주입한 후, 마지막으로 젤라틴 스폰지 입자를 주입하여 영양동맥 자체를 색전시켜줍니다.

진입해야 할 영양동맥의 개수, 그 해부학적 모양과 굵기, 꼬불꼬불한 정도 등에 따라 색전물질을 주입할 혈관으로 도관을 위치시키는데 걸리는 시간이 결정되기 때문에, 경동맥화학색전술은 빠르면 몇십 분 안에 끝나지만 늦어지면 몇 시간씩 걸리기도 합니다.

항암제가 섞인 색전물질을 주입하면 환자가 명치 주위나 우측 상복부의 통증을 호소하기도 하며, 종양의 위치에 따라서는 오른쪽이나 왼쪽 어깨의 통증을 호소할 수도 있습니다. 시술 중 진통제와 진정제를 투여하므로 몽롱한 기분이나 약간 어지러운 느낌이 들 수도 있습니다.

계획한 대로 치료가 끝나면, 대퇴동맥에 삽입했던 도관을 제거하고 지혈을 합니다. 대퇴동맥은 큰 혈관이므로 지혈하는 데 10~20분쯤 걸리며, 손으로 압박해 지혈하기도 하고, 지혈 기구로 혈관을 봉합하기도 합니다. 이후 병실에 올라가서, 완전히 지혈되었다고 확인될 때까지 다리를 굽히지 말고 똑바로 누운 자세를 유지해야 합니다.

54. 경동맥화학색전술 후에 통증이 있고 열이 난다는데 괜찮을까요?

경동맥화학색전술은 기본적으로 혈관을 막는 치료이므로, 정도의 차이는 있지만 혈류 공급의 차단으로 인한 허혈성(虛血性) 통증이 올 수 있습니다. 손목을 꽉 잡아 눌러서 피가 잘 통하지 않도록 하면 손이 저린 느낌이 드는 것과 같은 원리라고 이해하면 되겠습니다 ('허혈성'이란 이처럼 혈액 공급이 장애를 받아서 일어나는 증상과 질환에 널리 붙이는 말입니다).

환자가 느끼는 통증의 정도와 양상은 종양의 크기와 간 내 위치, 통증에 대한 민감도에 따라 달라집니다. 종양이 커서 통증이 심하게 올 경우에는 며칠간 입원하여 조절할 필요가 있습니다. 또, 종양이 횡격막과 붙어 있는 경우에는 횡격막이 자극되어 그곳의 신경을 통해 통증이 전달되는데, 횡격막 신경은 목과 어깨의 통증을 담당하는 신경과 함께 척수를 통해 뇌로 연결되기 때문에, 색전술 후에 오른쪽 또는 왼쪽 어깨가 아플 수 있습니다.

가끔 색전술에 의해 종양이 괴사되면서 치료 2~3일 후부터 열이 발생할 수 있으며, 종양이 큰 경우 더 흔히 나타납니다. 대부분 해열제 등으로 해결되지만, 담도를 통한 감염이 의심될 때는 항생제 치료가 필요하고, 드물지만 종양의 괴사가 심해 농양이 발생했을 때는 배농, 즉 고름을 빼내기 위해서 관을 삽입할 수도 있습니다. 이전에 간담도 쪽의 수술을 받았거나 담석 등의 이유로 내시경 치료를 받은 환자는 색전술 후 농양이 발생할 위험이 큰 것으로 알려졌습니다.

55. 경동맥화학색전술을 받은 환자인데 지혈 보조기구를 사용하라고 하네요. 그게 어떤 거지요?

경동맥화학색전술을 위해 도관을 삽입하는 대퇴동맥은 비교적 큰 혈관이며, 삽입한 도관도 가느다랗다고는 하지만 직경이 2~3mm는 되므로 치료 후에 지혈을 잘 해야 합니다. 지혈이 제대로 되지 않으면 도관을 삽입했던 자리에서 출혈이 있거나, 피부 안쪽에 가성 동맥류(動脈瘤)가 생겨 도관 삽입 자리가 붓고 아프기도 합니다. 동맥류(動脈 자루)란 동맥벽이 손상되거나 이상을 일으켜 동맥 내부 공간의 일부분이 늘어나 혹처럼 불룩해지는 병입니다.

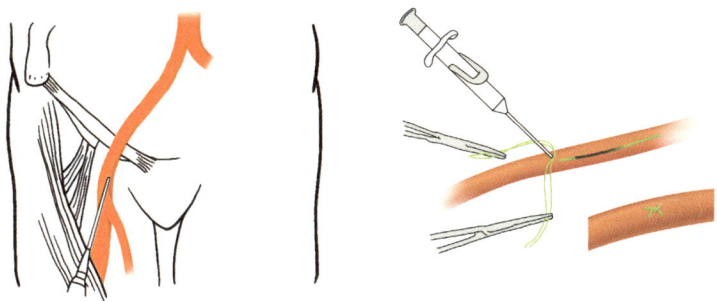

〈지혈 보조기구. 대퇴동맥을 통해 도관 삽입했던 곳에 기구를 넣어 혈관 자체를 직접 봉합한다.〉

지혈을 위해서는 손으로 10~20분 정도 압박하고, 지혈이 된 후에도 재출혈이 없도록 8시간 정도 다리를 구부리지 말고 똑바로 누워 있어야 합니다. 그렇게 오랫동안 눕기가 어려운 디스크 환자 등은 누워 있는 시간을 줄이면서 재출혈의 가능성도 낮추기 위해 여러 가지 지혈 기구들을 사용할 수 있지만, 아직까지 건강보험이 적용되지 않아서 비용에 부담이 있습니다.

그중 하나인 압박 지혈 기구는 도관 삽입 부위에 풍선 모양의 기구를 부착, 지속적인 압박을 가해 지혈시간을 단축시켜 줄 수 있습니다. 약 4시간 후에는 보행이 가능합니다. 그러나 5~10% 정도는 움직임 등으로 인해 풍선의 압박 부위가 도관 삽입 부위와 어긋나 지혈에 실패합니다. 직접 혈관을 봉합하는 기구는 아스피린이나 항응고제 투여 등의 이유로 지혈이 잘 되지 않는 환자도 안전하게 지혈을 할 수 있게 해줍니다. 성공률이 거의 99%이며 2시간 내에 걸을 수 있지만, 대퇴동맥의 해부학적 변이가 있거나 동맥경화가 심해서 혈관이 딱딱해진 경우에는 사용할 수 없으며, 2% 안팎은 대퇴동맥이 막히면서 치료가 필요해지기도 합니다.

56. 경동맥화학색전술은 몇 번이나 할 수 있는지, 이 방법으로 간암이 완치되기도 하는지 궁금합니다.

시행 횟수에 특별한 제한은 없습니다. 다만, 경동맥화학색전술은 간암으로 혈류를 공급하는 간동맥의 일부를 막아버리는 것인 만큼 반복적으로 시행하면 간동맥이 손상될 수 있습니다. 횟수를 거듭할수록 간동맥이 가늘어지고 개수가 줄면서 치료의 난이도가 높아질 수 있어, 간혹 의료진이 더 이상 경동맥화학색전술을 시행하기 어렵다는 말을 하기도 합니다.

조기 간암의 경우, 경동맥화학색전술로 치료하면 완치도 가능합니다. 그러나 간암은 대부분 간경변증에서 발생하고, 간경변증이 있는 간에는 간암이 될 수 있는 암 전단계의 혹이 무수히 있으므로, 하나의 간암을 잘 치료하더라도 다른 자리에서 새로운 암이 생길 수도 있습니다. 한마디로 말하면, 경동맥화학색전술은 간경변증이 있는 간에서 암이 발생할 때마다 시행하여 당장의 암을 치료하는 역할을 합니다. 그러나 간경변증이 있는 환자에서 현존하는 간암 치료법 중에서 진정한 의미의 완치는 간경변증 자체를 뿌리째 뽑는 간이식뿐이라고 할 수 있습니다.

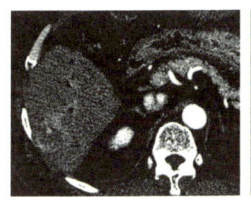 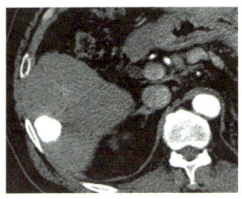 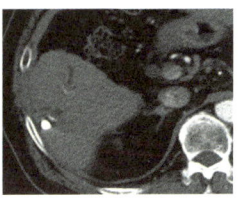

〈경동맥화학색전술 전후 사진. 왼쪽으로부터 시술 전, 시술 3개월 후, 시술 2년 후.〉

57. 경동맥화학색전술은 얼마만큼 간격을 두고 받아야 하나요?

색전술의 시행 간격은 간암의 상태(크기, 개수, 진행속도), 환자의 전반적인 몸 상태(신체활동 정도), 색전술의 치료 반응 결과 등을 고려하여 결정하게 됩니다. 이 치료법의 기본 원리가 간동맥을 막는 것이니만큼 시술 직후에는 간기능의 저하가 올 수 있지만, 대개는 몇 주일 안에 회복됩니다. 담당 내과 의료진이 환자의 간기능을 확인하면서 다음 색전술 스케줄을 잡게 되며, 보통은 시행 후 2~4개월 간격으로 CT나 MRI 추적 관찰을 하여 남아 있거나 새로 암이 발견되면 색전술을 반복할 수 있습니다. 간암이 충분히 치료되었다고 여겨지면 추가 색전술 없이 CT나 MRI를 이용한 추적 관찰만 하기도 하고, 반대로 간암의 병기 때문에 한 번의 색전술로는 효과적인 치료가 어렵다고 여겨지면 좀 더 짧은 간격인 3~4주 만에 색전술을 반복하기도 합니다.

58. 경동맥화학색전술을 자주 받으면 간기능이 회복 불가능하게 나빠질 수도 있습니까?

경동맥화학색전술은 암에 영양분을 공급하는 혈관을 색전물질로 막아버리는 시술이기에 종양뿐 아니라 주변의 비종양 부분에도 일부 영향을 미칠 수 있습니다. 거듭하여 받을 경우 정상 간 조직에 혈액을 공급하는 혈관들이 손상되고 간기능 저하가 초래될 수도 있습니다. 따라서 색전술 후 종양이 보이는 반응을 고려하지 않고 자꾸 시행만 하는 것은 좋지 않으며, 종양의 반응을 면밀히 점검하면서 꼭 필요한 시점에 다시 해야 합니다.

최근에는 미세도관 등의 시술기구, 혈관조영장비 등의 기술 발전으로 '초선택적 경동맥화학색전술'이 널리 시행되고 있으며, 정상 간조직의 손상을 최소한으로 줄일 수 있게 되었습니다.

59. 미세구라는 것을 이용하는 색전술도 있다면서요?

기존의 경동맥화학색전술은 이미 설명했듯이 리피오돌(lipiodol)이라는 기름에 항암제를 섞어 간암 조직에 주입한 후 색전물질로 영양동맥을 막아서 간암을 고사시키는 것입니다. 그런데 최근에는 약물을 실을 수 있는 직경 100~700㎛ 내외의 약물방출 미세구(微細球)를 이용하여 화학색전술을 시행하기도 합니다. 리피오돌은 단순히 항암제를 섞어서 주입하는 것이지만, 미세구는 물리화학적으로 항암제와 강력하게 연결돼 있기 때문에 간암에 도달해서 리피오돌보다 오랫동안 항암제를 서서히 방출하게 됩니다. 즉 약동학적(藥動學的) 측면에서 종양으로의 약물 전달 효율이 높다는 것이 약물방출 미세구의 가장 큰 장점입니다. 또한, 리피오돌에 비해 통증이 적고 간기능이 떨어진 환자, 종양이 큰 경우에 색전술을 반복하기에 좋습니다. 그러나 치료 효과가 리피오돌보다 좋다는 증거가 불충분하며, 크기가 작은 간암의 경우엔 오히려 리피오돌보다 효과가 떨어질 수 있습니다. 치료 비용도 리피오돌보다 비쌉니다.

이외에도 방사선을 방출하는 미세구를 간암 조직에 주입하는 방사선 색전술이 있습니다. 사용하는 미세구의 크기는 100㎛ 미만으로 큰 혈관의 색전효과 없이, 간암에 들어간 미세구가 방사선을 방출하여 암 조직을 서서히 죽이는 방식이어서 통증이 없고, 혈관 색전으로 인한 다른 부작용도 없다는 것이 가장 큰 장점입니다. 종양의 크기가 매우 커서 전통적인 경동맥화학색전술로는 치료가 어렵거나 부작용이 클 것으로 예상되는 경우에 시행해볼 수 있습니다. 다만, 치료 계획을 세우기 위해 미리 입원해서 혈관 조영술과 핵의학 검사 등을 받아야 하며, 비용도 1,000만 원이 넘어 환자의 부담이 매우 큽니다(2015년 현재).

60. 경동맥화학색전술 후 항암제나 방사선치료까지 하는 것은 어떤 경우인가요?

경동맥화학색전술은 간세포암종이 여러 개 발생했거나(다발성), 암이 초기 또는 중기(modified UICC 병기 2기, 3기)지만 간기능이 나쁜 경우, 또는 간경변증 합병증이 있어서 수술이 곤란할 때 주로 시행하는 치료법입니다. 전세계적으로 간세포암종 환자의 약 60%가 색전술을 첫번째 암 치료법으로 선택합니다. 그런데 간세포암종이 간문맥이나 간정맥 혈관으로 침입한 경우에는 색전술 효과가 좀 떨어질 수 있고, 암이 혈관을 통해 여러 곳에 전파되었을 개연성도 있으므로 색전술 후에 전신 항암 화학 약제인 소라페닙을 순차적으로 투여하거나, 침입된 혈관 부위를 방사선이나 양성자로 집중적으로 치료하기도 합니다. 또한, 색전술을 몇 차례 했음에도 불구하고 짧은 시간 내에 암이 자꾸 재발하거나 점점 번져갈 때도 항암제나 방사선치료를 고려하게 됩니다.

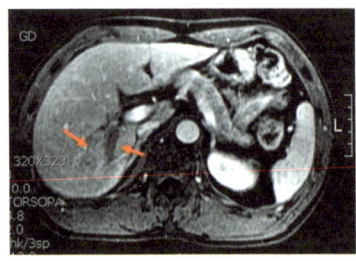

〈경계가 불분명한 간세포암종(왼쪽 화살표)과 암이 간문맥을 침범한 것(오른쪽 화살표)을 MRI로 찍은 사진.〉

항암제 치료

61. 간암에서 항암제 치료는 어느 경우에 하나요?

간세포암종이 간 밖의 림프절이나 폐 등으로 퍼졌을 때(전이), 또는 다른 치료법들에 반응하지 않고 암이 진행될 때, 간세포암종이 간문맥이나 간정맥 등 혈관을 침범했을 때 등에는 몸 전체를 대상으로 하는 항암제 치료를 하게 됩니다(공식 명칭은 '항암 화학치료' 이며, 흔히 '항암치료' 로 줄여 부릅니다). 그러나 간세포암종의 일차적 항암제인 소라페닙(sorafenib, 상품명 넥사바)을 포함하여 모든 항암제는 여러 가지 부작용이 있기에, 환자의 체력과 간기능이 부작용을 이겨낼 수 있을 경우에만 이 치료를 시행합니다. 즉, '전신 수행능력' 이라고 해서 자기 관리를 할 수 있는 체력이 있어야 하고, 반나절 이상을 가볍게라도 활동할 수 있어야 하며, 차일드-퓨(Child-Pugh) 간기능 등급이 A가 되어야 온전한 항암제 치료가 가능합니다(차일드-퓨 등급은 '31. 간기능 평가'에 관한 문답 참조).

간기능이 B등급인 환자는 조심스럽게 제한적으로 항암제 치료를 합니다. B등급의 경우 우리나라에서는 의료보험이 적용되지 않아 (2015년 현재), 환자가 비싼 약값을 지불해야 하는 문제도 있습니다.

62. 간암 치료에 쓰이는 항암제는 무엇무엇인가요?

간에서 생기는 암은 주로 간세포암종과 담관세포 암종입니다. 우리가 보통 간암이라 하는 것은 간세포암종인데, 이 암에서 생명 연장 효과가 명확히 입증된 항암제는 2015년 현재로는 소라페닙뿐입니다. 소라페닙은 미국 식품의약국(FDA)으로부터 간세포암종을 치료하는 분자표적치료 항암제(암을 유발하는 신호전달체계 중 연관 있는 특정 유전자나 단백질을 차단하는 치료제)로 허가받은(2007년) 유일한 약입니다. 이 외에 세포 독성 항암제(세포 자체를 공격하여 세포의 성장과 분열을 억제하는 치료제)인 독소루비신(doxorubicin), 시스플라틴(cisplatin), 젬시타빈(gemcitabine), 카페시타빈(capecitabine) 등은 종양을 줄어들게 하는 효과, 더 나빠지는 것을 막는 효과는 확인되었으나, 대규모 대조군 임상시험을 통한 생명 연장 효과 입증을 하지 못해서(이를 위해서는 최소한 수천억 원의 연구비가 필요) 미국 FDA 허가를 못 받고, 소라페닙 치료가 안 듣는 환자들에게 2차 약으로만 사용되고 있습니다.

담관세포 암종의 경우는 시스플라틴과 젬시타빈 주사 치료가 현재의 표준 치료입니다.

63. 항암제라 하면 다들 부작용을 두려워하는데, 어떤 것들이 있지요?

간세포암종에 대한 전신 항암 요법의 1차 약물인 소라페닙의 경우, 흔히 나타나는 부작용은 손발 증후군(손과 발바닥 피부의 발진, 부종, 통증, 피부 박리 등), 피부 발진, 피로감, 설사 등이며 이 밖에 고혈압, 모발 손상, 탈모, 식욕 감퇴, 변비, 피부 건조증, 손발 저림, 두통, 잇몸이나 위장관 등의 출혈, 구강 염증, 목소리 변화 등도 생길 수 있습니다. 이런 부작용들은 개인차가 커서, 어떤 사람은 거의 문제가 없는 데 비해 다른 사람들은 심합니다. 항암제 투여를 시작하고 나서 2~4주 동안 부작용의 발생 여부와 정도를 모니터링하고, 그 결과를 보아 투여 용량 조절이나 부작용 완화 조치 여부를 결정하게 됩니다.

가장 흔한 부작용인 손발 증후군의 경우, 가급적 손발을 덜 쓰고, 얼음찜질을 하며, 피부 보습제 등을 바르기도 합니다. 설사가 있다면 날음식을 피하고, 탈수를 막기 위해 물을 자주 마시며 필요한 경우 지사제를 복용합니다.

다른 세포 독성 항암제들은 종류마다 부작용이 다릅니다. 독소루비신은 구토, 구내염, 모발 소실, 골수 억제, 발열 등이 올 수 있는데, 골수 억제에 의해 발열이 있으면 입원이 필요하기도 합니다.

시스플라틴의 부작용으로는 구토, 신장 기능 저하, 전해질 변화, 빈혈, 골수 억제 등이 생길 수 있고, 말초신경 병증이 나타나기도 합니다. 젬시타빈에서는 독감 같은 증상, 식욕 부진, 골수 억제 등이, 카페시타빈은 빈혈, 손발 증후군, 설사, 피부염 등의 부작용이 올 수 있습니다. 이 외에 여러 가지 드문 부작용이 일어나기도 하므로 복용 후 몸 상태에 어떤 변화가 있으면 그게 항암제와 연관된 것인지, 아니면 일상적인 것인지를 꾸준히 점검해야 합니다.

64. 표적치료제라는 것은 보통 항암제와 뭐가 다릅니까?

표적치료제는 암세포가 발생하고 성장하는 데 결정적 역할을 하는 세포 내 특정 생체 신호(biosignal)를 표적으로 하여 작용하는 치료제입니다. 생체 신호란 살아 있는 세포의 활동에서 발생하는 다양한 생물학적 신호들을 말합니다.

종전의 일반적인 세포 독성 항암제는 암세포와 정상 세포를 잘 구분하지 못하고 빠르게 분열하는 세포는 모두 공격하는 경향이 있어서 모발이나 소화기 점막 등 분열-증식이 왕성한 정상 세포들에도 영향을 미쳤습니다. 그러나 의학이 발전하면서 특정 암세포가 성장하는 데 필요한 유전자 변화와 세포 내 물질들을 찾아내어 그것을 표적으로 작용하는 신약들을 개발함에 따라 항암치료법이 크게 개선되었습니다.

간세포암종은 주변 정상 조직으로부터 영양분을 끌어다 쓰기 위해 종양 안에 새로운 혈관들을 만드는데, 이때 사용되는 혈관 내피 성장인자(vascular endothelial growth factor, VEGF)라는 생체 신호 물질을 차단하는 표적치료제가 소라페닙입니다. 대규모 임상시험을 거쳐 개발된 소라페닙은 전 세계에서 신장암과 간암 치료 등에 사용되고 있습니다.

문제는 간세포암종이 표적치료제의 생체 신호 차단을 우회하는 방법을 찾아내는데 일종의 내성이 생길 수 있다는 점입니다. 그래서 대부분의 경우 표적치료제의 효과가 장기간 지속되지는 못합니다.

65. 임상시험에 참여해보라는데, 위험하지 않은가요?

'임상시험, 임상실험, 임상연구, 임상시도' 등의 용어는 영어의 'clinical trial, clinical study'를 번역한 것으로, 흔히 혼용되지만 어감은 조금씩 다릅니다. 그중 '임상시험'이 가장 널리 쓰이는 용어이나, 여기서는 '임상시도'라고 부르겠습니다.

인류는 병으로부터 자유롭기 위해 먼 고대부터 병을 낫게 하는 방법을 연구해왔습니다. 근대 이후 과학과 의학이 발전하면서 그러한 연구의 기본적인 틀이 확립되었는데, 신약 개발의 경우 다음과 같은 단계를 밟습니다. 우선 논리적 추론과 실험실 연구를 통해 신약 후보 물질을 찾아내거나 만들어내고, 그것이 시험관 연구에서 효과를 보이면 동물 실험을 하며, 동물 실험 결과가 좋고 이론

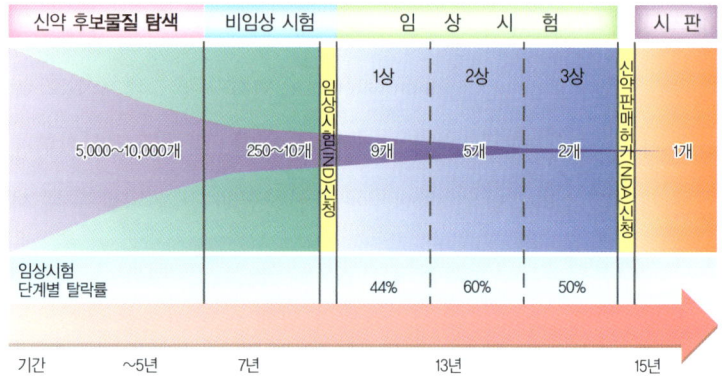

〈신약 개발 과정과 성공률〉
* IND: Investigational new drug application
* NDA: New drug application

적 근거도 갖추게 되면 그 물질을 건강한 자원자에게 조금씩 투여하여 안전성을 확인합니다. 여기에서도 안전성이 확인되면 그 신약 후보 물질을 가지고 본격적인 대규모 임상시도를 하게 됩니다. 임상시도에도 몇 개의 단계가 있으며, 이를 '상(相, phase)'이라고 부릅니다.

제1상 임상시도에서는 대부분 표준 항암치료에 반응하지 않는, 즉 다른 선택의 여지가 없는 환자들을 모집하여 약물의 내약 용량, 독성 빈도, 항암 효과 등을 평가합니다.

제2상 임상시도에서는 제1상의 결과를 바탕으로 신약 후보 물질의 적응증(특정 약제나 수술 등에 의해 치료 효과가 기대되는 병이나 증상)을 추론하여 그 적응증에 해당되는 암환자를 대상으로 효능과 부작용을 확인합니다.

제3상 임상시도는 시판을 허가받기 위한 마지막 단계로서, 제2상에서 파악된 효과와 안정성을 최종적으로 확인하기 위해 신약 후보 물질 치료군(treatment group)과 현재의 표준 치료를 시행하는 대조군(control group)으로 나누어 무작위로 배정한 뒤 효과와 안전성을 비교 확인합니다.

신약 후보 물질이 시판에까지 이를 확률은 5,000분의 1이라고 할 정도로 새로운 약의 개발은 어렵고 막대한 비용이 소요되며 시간도 오래 걸립니다. '지금 개발 중'이라고 언론에 종종 소개되는 이른바 신약들은 그러한 5,000 대 1의 관문을 아직 통과하지 못한 무수한 신약 후보들 중 하나에 불과한 것입니다.

모든 임상시도는 세계의사회의 헬싱키 선언(1964년)에 근거한 윤리규정과 임상시험 관리규정에 따라 수행합니다. 또한 모든 임상시도는 과학적 타당성 여부를 해당 의료 기관의 전문위원회와 윤리위원회, 그리고 식약청에서 순차적으로 검토해 승인한 경우에만, 신뢰할 수 있는 병원의 관리 체계 속에서 의사의 책임 아래 이루어집니다. 피험자의 안전과 권리가 최우선적으로 중요시되며, 피험자의 모든 정보와 기록은 비밀이 보장됩니다.

간세포암종의 일차적 항암제인 소라페닙을 포함하여 모든 항암제는 여러 가지 부작용이 있기에, 환자의 체력과 간기능이 부작용을 이겨낼 수 있을 경우에만 이 치료를 시행한다. 즉, '전신 수행능력'이라고 해서 자기 관리를 할 수 있는 체력이 있어야 하고, 반나절 이상을 가볍게라도 활동할 수 있어야 하며, 차일드-퓨(Child-Pugh) 간기능 등급이 A가 되어야 온전한 항암제 치료가 가능하다. 간기능이 B등급인 환자는 조심스럽게 제한적으로 항암제 치료를 한다. B등급의 경우 우리나라에서는 의료보험이 적용되지 않아(2015년 현재), 환자가 비싼 약값을 지불해야 하는 문제도 있다.

방사선치료

66. 방사선치료의 원리와 종류에 대해 설명해주세요.

방사선치료는 고에너지 전리방사선을 이용하여 종양 세포를 죽이는 요법입니다. 치료용 방사선은 우리 몸을 투과하면서 전리(電離, 이온화) 현상을 일으키는데, 이것이 세포의 증식과 생존에 필수적인 DNA에 화학적 변성을 일으켜 종양 세포를 죽입니다. 변성은 종양 세포와 정상 세포의 구별 없이 일어나지만, 정상 조직과 종양 세포는 회복 속도와 정도가 다르므로 그 차이를 이용하는 것입니다. 즉, 방사선으로 인해 종양 세포가 선택적으로 죽게 됩니다.

방사선요법 중 간담도계 암에서 가장 많이 사용되는 방식은 외부방사선치료(external beam radiotherapy)입니다. 몸 바깥에서 치료용 방사선 기계로 방사선을 조사(照射)하는 것입니다. 1회 치료 시간은 대개 5~10분 정도이며, 주 5일 동안 통원 치료를 받습니다. 컴퓨터로 치료 계획을 짠 다음, 잘 지워지지 않는 특수 잉크로 환자의 몸에 방사선 조사 범위와 방향을 그려놓습니다. 치료 도중에도 방사선이 계획된 부위에 제대로 조사되는지 확인 촬영을 하여 치료의 정확도를 높입니다.

치료용 방사선은 일반적인 엑스선과 마찬가지로 눈에 보이지 않으며, 조사 시에 피부가 타는 느낌이나 통증도 없습니다. 방사선에 대한 노출은 치료실 안에서 끝나기 때문에 가정생활과 일상생활에 아무 지장이 없습니다. 다른 치료법과 병행하거나 환자의 전신 상태가 악화된 경우 등에는 입원하여 치료받기도 하지만, 이런 요인 없이 방사선치료만을 위해 입원하는 경우는 별로 없습니다.

외부 방사선치료에는 여러 가지 특수한 종류들이 있습니다. 3차원 입체조형 방사선치료(3D conformal radiation therapy, 3D-CRT), 세기 조절 방사선치료(intensity-modulated radiation therapy, IMRT), 영상 유도 방사선치료(image-guided radiation therapy IGRT), 정위적 방사선수술(stereotactic radiosurgery), 양성자치료(proton [beam] therapy) 등이 그것입니다. 간은 호흡에 따른 움직임이 비교적 큰 장기이므로 그러한 차이를 보정하기 위해 호흡 추적 방사선치료를 하기도 합니다.

이 모두가 종양 세포를 선택적으로 죽이고 정상 세포에 주는 영향을 최소화하기 위해 고안한 치료법들입니다. 어느 것이 우월하다고 단정적으로 말할 수 없으며, 질병과 환자 상태를 고려하여 가장 적절한 치료법을 선택하게 됩니다.

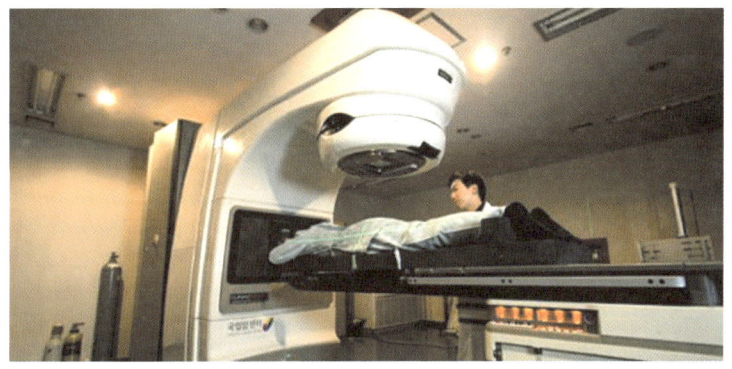
〈외부 방사선치료를 받는 모습〉

67. 간암에서는 어떤 경우에 방사선치료를 받나요?

간담도계 암은 방사선에 비교적 잘 반응해서 치료 효과가 좋은 편입니다. 암 주변 정상 간 조직에 주는 영향을 최소화하기 위해, 앞에서 설명한 외부 방사선치료법들 중의 하나 또는 둘 이상을 병용하고 있습니다. 또한 경동맥화학색전술, 고주파열치료술, 항암치료 등 다른 요법과 병용하기도 합니다.

간암에서 방사선치료를 시행하는 경우는 크게 두 가지로 나눌 수 있습니다.

1) 간에 위치한 암을 치료하기 위해

간에 국한된 암에서 치료 효과를 높이고자 경동맥화학색전술, 고주파열치료술이나 항암치료와 병행하여 방사선치료를 할 수 있습니다. 또, 다른 치료법에 반응하지 않거나 위치상 다른 치료를 하기 어려운 간암에 대해서도 방사선치료를 합니다. 간암으로 인해 간문맥 혈전이 발생했을 때나 담도가 막혀 폐쇄성 황달이 심해졌을 때에도 방사선요법을 써서 종양 세포에 의한 혈전을 없애거나, 간암의 크기를 줄여 막힌 담도를 다시 열어줄 수 있습니다.

2) 다른 부위로 전이된 간암의 증상 완화를 위해

예컨대 간암이 뼈에 전이돼 통증을 유발하는 등의 증상을 일으킬 때, 방사선치료를 이용하여 증상을 완화시킬 수 있습니다. 뼈 외에 뇌를 포함한 다른 장기에 전이됐을 때의 증상 완화에도 방사선치료가 유용합니다. 수술을 하게 되면 상당 시간의 입원과 휴식이 필요한 데 비해, 일상생활을 하면서 통원 치료로 증상을 효과적으로 완화할 수 있다는 점에서 방사선치료가 적합합니다.

68. 방사선치료도 부작용이나 후유증이 많습니까?

간암 방사선치료에서 부작용의 빈도와 강도는 조사(照射) 범위, 즉 간과 주변 위장관(위, 십이지장, 소장)이 얼마나 포함되는지와 방사선의 양, 즉 선량(線量)이 얼마나 많은지에 따라 달라집니다.

먼저, 치료 중의 부작용은 초기에는 거의 발생하지 않지만 2주 정도 방사선을 받고 나면 점차 나타나며, 치료가 끝나면 서서히 회복됩니다. 따라서 부작용 자체는 큰 문제가 아니나, 그것이 유발하는 환자의 상태가 치료에 지장을 줄 수도 있으므로 잘 조절하는 것

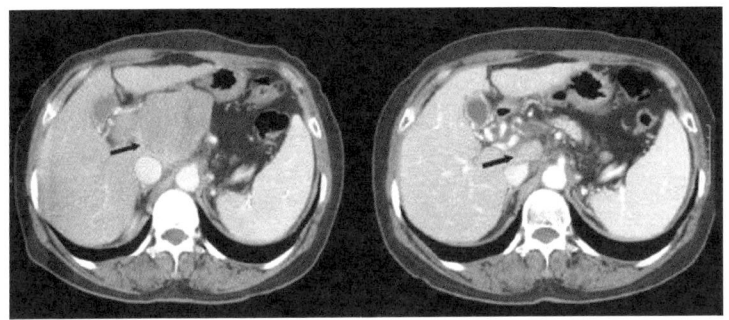

〈간에 국한된 간암의 방사선치료 사례. 왼쪽은 치료 전, 오른쪽은 치료 후.〉

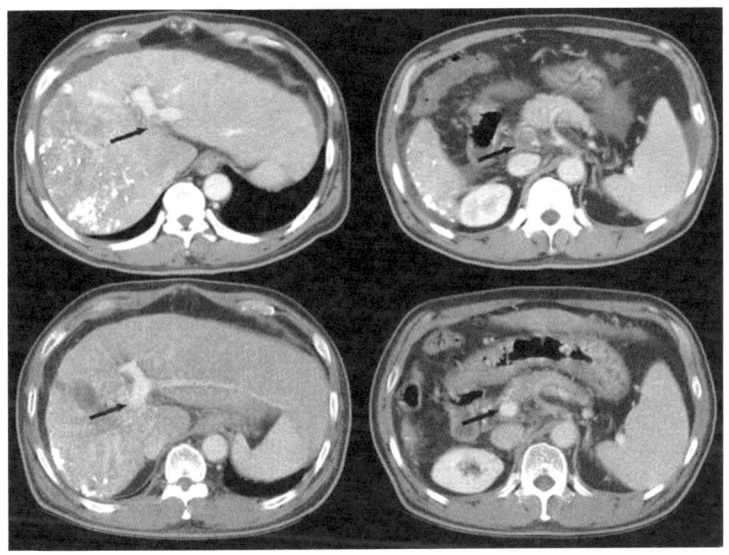

〈간암으로 인한 간문맥 혈전을 방사선으로 치료한 사례. 위는 치료 전, 아래는 치료 후.〉

이 중요합니다.

기본적으로, 피곤하고 입맛이 떨어질 수 있습니다. 치료받는 동안 구역감(메스꺼운 느낌) 또는 구토 증세가 생길 수 있는데, 이것은 항구토제를 처방받아 조절하면 됩니다. 간암 환자는 상복부에 방사선을 받으므로 일시적으로 가벼운 복통이나 위·십이지장의 염증 또는 궤양이 생기기도 합니다. 간에 조사되는 방사선은 일시적인 간수치 상승을 유발할 수도 있습니다.

방사선이 지나가는 경로에 있는 피부가 햇볕에 타듯이 붉어지거나 그을릴 수 있습니다. 건조하고 가렵기도 한데, 피부가 약해져 있으니 긁는 것은 피하는 게 좋습니다. 심할 경우 드물게 피부가 벗겨지거나 염증이 생깁니다. 역시 드문 일이지만 골수 기능 억제로 인해 혈액 검사에서 혈구 수치 감소가 나타날 수 있고, 식사를 잘 못해서 영양이 부족해지는 경우도 간혹 있습니다. 방사선치료를 받을 때는 영양 상태 개선을 위해 음식을 골고루 잘 먹는 것이 중요합니다. 혈액 검사에서의 이상 수치 문제는 의사와 면담한 후 필요에 따라 치료를 받으면 됩니다.

치료 후에 생길 수 있는 부작용(후유증)도 드물게 있습니다. 길게는 치료가 끝나고 6개월 후에도 발생할 수 있습니다. 흔한 일은 아니나 자칫하면 영구적인 후유증으로 남기도 하니, 치료 후 상당 기간은 부작용에 대한 추적 관찰이 필요합니다.

방사선치료를 받기 시작한 후 나타나는 증상이라고 해서 반드시 방사선 때문이라고 볼 수는 없습니다. 방사선치료는 다른 치료법과 병행하는 수가 많은데, 그런 경우의 증상 중에는 병행하는 요법에서 온 것도 있기 때문입니다. 또한 치료가 아니라 암 자체가 유발하는 증상도 있으므로, 섣부르게 방사선치료의 부작용으로 단정해 치료를 꺼리거나 중단하지 말고 방사선종양학과 전문의와 상담

하여 적절한 대책을 세우는 것이 좋습니다.

69. 양성자치료를 왜 '꿈의 치료'라고 하지요?

양성자(陽性子, proton)란 중성자와 함께 원자핵을 구성하는 소립자입니다. 양성자치료는 엑스선을 이용하는 기존 방사선치료와 달리 수소 원자핵에서 분리된 양성자를 환부에 쏘는 새로운 방법입니다. 양성자는 그동안 방사선치료에 많이 사용해온 광자나 전자와 달리, 종양에 도달하는 과정에서 통과하는 정상 조직에는 적은 양의 방사선만을 방출하다가 표적(종양) 부위에 이르면 폭발적으로 에너지를 내놓고 사라집니다. 따라서 표적 너머 경로 중에 있는 조직은 방사선에 사실상 노출되지 않습니다. 다시 말해서, 양성자치료는 표적의 깊이에 맞추어 에너지 방출을 조절함으로써 특정 부위에만 방사선을 집중 조사하기 때문에 표적 앞뒤 정상 조직의 부작용을 크게 줄일 수 있다는 것이 가장 큰 장점입니다.

시행 과정은 기존 방사선치료와 거의 같으며, 특히 정상 조직에

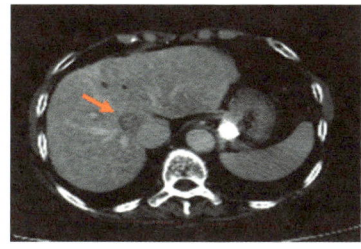 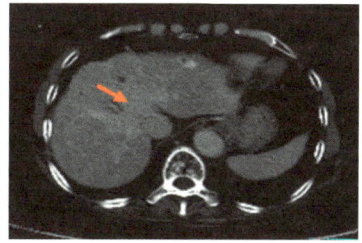

〈양성자로 치료한 간암의 실례. 왼쪽은 치료 전, 오른쪽은 치료 후.〉

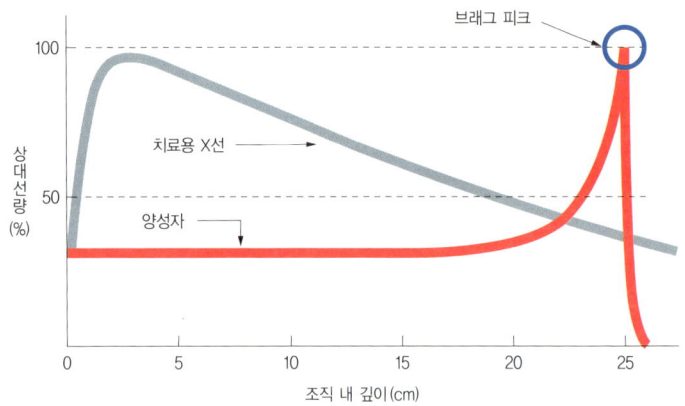

〈양성자(붉은색)는 기존 엑스선과 달리 정해진 깊이에서 방사선량이 축적된다.〉

대한 부작용을 우려하는 경우에는 양성자치료가 추천됩니다. 비용은 더 들지만, 대신 부작용 치료 비용을 줄일 수 있습니다. 2015년 후반기부터 우리나라에서도 보험급여가 되었으며 현재로서는 국립암센터에만 있습니다.

간경변증과 그 합병증들

70. 간경화니 간경변증이니 하는 병은 얼마나 무서운 건가요?

흔히 간경화라고 부르는 질환의 정확한 의학적 명칭은 간경변증(肝硬變症)입니다. 간의 구조적(병리조직학적)인 변화와 그에 따른 증상 및 합병증을 포괄하는 이름입니다. 여러 원인, 예컨대 감염, 술, 건강식품, 생약제, 약물, 독성 물질, 과다 지방, 자가면역 질환 등이 간에 염증을 일으킬 수 있고, 이러한 간염이 반복적으로 오래 지속되면 간세포가 파괴되고, 파괴된 자리(상처)를 채우는 섬유화가 발생합니다. 섬유화가 심해지면 간이 굳게 되어 간경변증이라는 병이 생깁니다. 이러한 진행 과정은 예를 들면 피부에 화상을 입었을 때 화상이 가라앉고 나면 피부가 딱딱하고 울퉁불퉁해지는 생리적 현상과 같습니다. 섬유화는 대부분 평생을 갑니다. 간경변증도 한번 생기면 대개 평생을 가지만, 원인을 치료하면 정도가 완

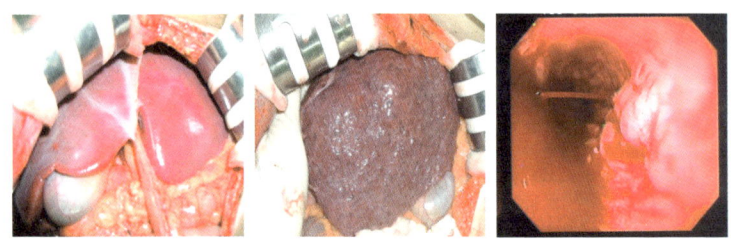

〈왼쪽은 정상 간, 가운데는 간경변증, 오른쪽은 간경변증의 합병증인 식도정맥류가 터져서 출혈되고 있는 것을 찍은 내시경 사진.〉

화될 수도 있습니다.

　간경변증의 확진은 간 조직검사로 하나, 대개는 그에 앞서 혈액 검사와 영상 검사(초음파, CT 등), 내시경 검사 등에서 간경변증의 합병증을 발견함으로써 알게 되어 대개는 굳이 간 조직검사를 하지는 않습니다. 간경변증의 합병증으로는 문맥압 항진증(간 내 정맥 흐름의 장애에 따른 정맥 압력 증가)으로 인한 비장 종대(腫大, 부피나 무게가 비정상적으로 커진 것)와 식도 정맥류(靜脈瘤, 정맥이 비정상적으로 부풀어 오른 것), 위 정맥류, 복부 정맥류 등, 그리고 비장 종대에 따른 혈소판·백혈구 감소, 심한 것으로는 복수, 간성 혼수, 신(腎) 기능 저하 등이 있습니다. 합병증이 없거나 가벼운 경우도 흔해서, 간경변증이지만 활동적으로 정상 생활하는 사람도 많습니다. 그러나 원인이 조절되지 않고 병이 계속 진행되면 합병증이 증가하고 간기능이 떨어져 사망에까지 이를 수 있습니다.

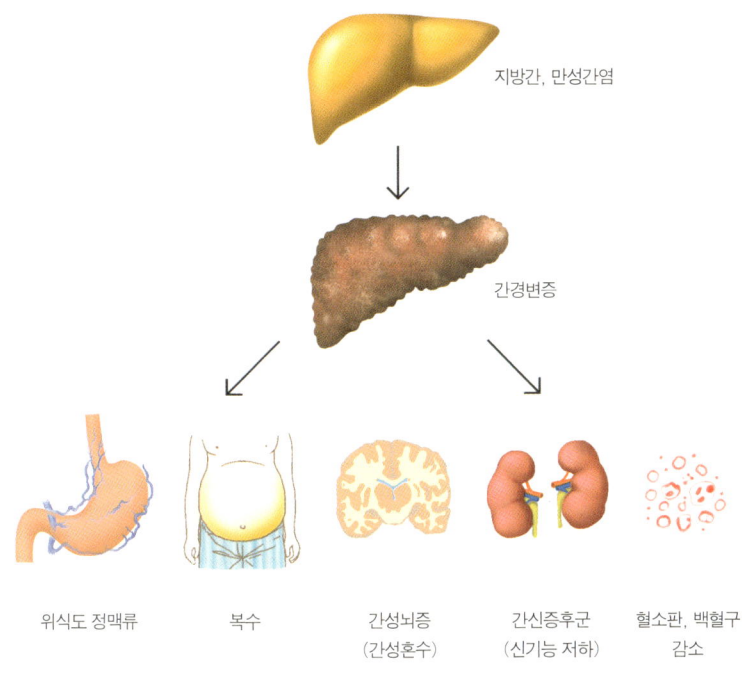

〈간경변증 합병증 모식도〉

71. 사람들이 간경변증은 되돌릴 수 없다던데 치료가 가능한가요?

　간경변증에 대한 치료법은 크게 원인에 대한 치료와 합병증에 대한 치료로 나뉩니다.

　앞에서 말했듯이, 간경변증은 일단 생기면 대개 평생을 가지만, 원인을 치료하면 정도가 완화될 수도 있습니다. 간경변증의 원인 중 가장 흔한 것은 만성 바이러스성 간염(B형 혹은 C형간염)과 알코올, 즉 만성적인 음주입니다. 알코올성 간경변증에서는 당연히 술을 끊는 것이 원인을 제거하는 가장 확실한 방법입니다. B형간염으로 인한 간경변증이라면 필요한 경우 이 책 앞부분 간염 치료에 관한 문답에서 언급한 여러 약제로 B형간염바이러스의 증식을 억제하고 간의 염증 활동을 줄여 간 손상을 최소화하는 것이 중요합니다. C형간염에서도 항바이러스 치료가 가능할 경우엔 그 치료를 하는 등 추가적인 간 손상을 최소화하는 것이 바람직합니다.

간경변증의 합병증으로는 복수, 자발성 세균성 복막염(복수에서 세균이 증식하여 발생), 정맥류 출혈, 간성 뇌증(간기능 장애가 있는 환자의 의식이 나빠지거나 행동 변화가 생기는 것), 간신(肝腎) 증후군(간의 장애로 인하여 신장 기능까지 급격히 악화되는 상태), 간폐 증후군(만성 간질환 환자에게 특별한 심장과 폐 질환이 없는데도 저산소증이 생기는 상태) 등이 있습니다. 이러한 합병증들이 여러 가지 치료로도 호전되지 않을 경우 간경변증의 궁극적인 치료로서 간이식을 고려할 수 있습니다.

72. 위·식도 정맥류라는 게 뭔가요? 대처 방법은요?

정맥류(靜脈瘤)란 정맥 혈관이 혹처럼 부풀어 오르는 병변을 뜻하며, 간과 관련해서는 주로 위나 식도에 생깁니다(위 정맥류와 식도 정맥류). 이는 간이 딱딱하게 굳으면서 위나 장에서 온 혈액이 간을 통해 심장으로 들어가는 데 장애가 생겨 혈류가 다른 길을 찾아가는 과정에서 발생합니다. 간이 점점 더 굳어서 간으로 들어오는 혈관 내의 압력이 매우 높아지면 결국 정맥류가 터지게 되는데(정맥류

파열), 출혈이 많을 경우 생명을 위협할 수도 있습니다. 맥박을 느리게 하는 약제 투여, 내시경을 이용해 식도 정맥류를 고무 밴드로 묶는 시술(내시경적 밴드 결찰술) 등으로 출혈의 위험성을 낮출 수 있습니다. 일단 출혈이 생겼을 때는 약물이나 내시경을 이용하여 지혈할 수 있습니다.

간경변증이 있는 환자가 구토와 함께 피가 나거나(토혈), 짜장 춘장처럼 색이 검고 냄새가 고약하며 찐득찐득한 대변(출혈로 인한 흑색변)을 보는 경우에는 즉시 병원을 찾아야 합니다.

73. 복수 때문인지 배가 부푸네요. 복수는 왜 생기며 어떻게 없앱니까?

간경변증이 진행하면 간에서 알부민을 포함한 단백질을 생성하는 기능이 감소하고(알부민은 글로불린과 함께 세포의 기초 물질을 구성하는 단백질입니다), 간이 딱딱하게 굳어지면서 몸의 혈류 흐름에 변화가 옵니다. 복수(腹水, ascites)란 혈관 안의 수분이 복강 내로 이동해 배에 물이 차는 것을 뜻합니다. 심부전증, 결핵성 복막염, 신증후군, 악성 종양 등으로 인하여 생길 수 있으나, 간경변증이 원인이 되는 경우가 가장 많습니다.

복수를 근본적으로 없애려면 그 원인인 간경변증을 치료해야 합니다. 복수 자체에 대한 주된 치료는 저염식을 하며 이뇨제를 통해 복수가 차는 속도를 줄이는 것입니다. 복수의 조절은 체내 염분의 조절과 직접적인 연관이 있습니다. 우리 나라 사람들이 하루에 섭취하는 소금의 양은 보통 20g 내외인데, 저염식은 소금의 양을 하루 5~10g 정도로 제한한 식단을 가리킵니다. 조리할 때에 소금, 간장, 된장 등은 가급적 적게 넣고, 국과 찌개를 먹을 때에 국물은 거의 드시지 않는 것이 좋습니다. 저염식을 하며 이뇨제를 고용량으로 복용해도 조절이 안 되거나, 이뇨제의 부작용 때문에 충분한 용량을 쓸 수 없을 경우(난치성 복수)에는 간으로 들어가는 혈관인 문맥(門脈)과 간에서 나가는 혈관인 간정맥 사이에 통로를 만들어 주는 시술을 하여 문맥의 압력을 낮추어서 복수를 조절할 수도 있습니다. 이를 경정맥(경(經)정맥) 간 내 문맥-체순환 단락술이라고 합니다.

복수가 많이 차서 복부 팽만이 심하거나 호흡 곤란이 올 때는 속이 빈 가는 바늘을 이용하여 복수를 뽑는 복수 천자(穿刺)로 조절할 수 있습니다.

복수의 경우에도 궁극적인 치료는 물론 간이식입니다.

74. 간경변증 환자에게 복막염은 왜 생기나요?

간경변증으로 인해 복수가 있는 환자는, 장에서 혈관을 통해 장 내 세균이 이동하거나 그 밖의 다른 원인에 의해 혈중에 세균이 존재하게 될 경우 세균이 복수로 들어가 복막염을 일으킬 수 있습니다. 이를 자발성(自發性) 세균성 복막염이라고 하는데, 발열, 오한,

복통, 설사 등의 증상을 보이기도 하고, 증상이 없으면서 원인이 불분명한 쇼크(혈압이 떨어지는 상태)나 의식이 흐려지는 간성 뇌증 등으로 발현할 수도 있습니다. 이러한 상황이 발생하면 즉시 병원에 가야 합니다. 복수를 뽑아서 진단할 수 있으며, 적절한 항생제를 사용해 치료합니다.

75. 간 때문에 콩팥이 나빠졌다고 하는데 어떡해야 하지요?

콩팥(신장) 자체에는 문제가 없지만, 간경변증이 진행하면서 콩팥으로 가는 신장 혈관이 수축되는 등의 이유로 혈액 공급이 줄어들어 콩팥 기능이 저하되는 수가 있습니다. 이를 간신(肝腎) 증후군이라고 합니다. 감염, 특히 자발성 세균성 복막염 등이 있을 때 그것이 원인이 되어 간신 증후군이 생기는 경우가 많으며, 기타 다른 원인에 의하여 생기는 경우도 있습니다.

콩팥 기능의 저하 정도에 따라 제1형과 제2형으로 나뉘는데, 제1형의 경우 중앙 생존 기간(median survival time), 즉 같은 질환을 가진 100명의 환자가 있다고 할 때 생존 기간 기준으로 순위가 50번째인 환자의 생존 기간(평균 기간과는 차이가 있음)이 1개월일 정도로 매우 예후가 좋지 않은 합병증입니다. 혈관 수축제와 알부민 등을 병용해 일부 효과를 볼 수 있으나, 궁극적으로는 간이식이 필요합니다.

76. 손바닥에 생긴 붉은 반점들은 병을 치료하면 없어질까요?

손바닥의 붉은 반점은 말초 혈관이 확장되어 관찰되는 것으로서 원인은 잘 모르지만 간경변증 등 만성 간질환을 가진 환자의 신체에서 발견할 수 있는 징후 중 하나입니다. 간질환이 호전되면 물론 없어질 수 있으나, 만성 간질환은 거의가 만성 바이러스성 간염, 간경변증 등 완치가 어려운 것들이므로 대개는 계속 남아 있습니다. 만성 간질환 환자들을 진찰해보면 가슴이나 팔에서 거미 모양의 혈관종이, 얼굴에선 모세혈관의 확장이, 복부에서는 뚜렷한 측부(側副) 혈관(혈관이 막히거나 좁아져 주변의 막히지 않은 다른 작은 혈관들이 발달하게 되는 것, collateral blood vessels)이 보이는 수가 있습니다.

77. 잇몸에서 피가 나고 가슴이 불룩해지는가 하면 피부가 가려운 것은 어째서인가요?

간경변증이 진행하면 간에서 주로 생성되는 혈액 응고 인자를 잘 만들어내지 못하게 되므로 미세한 상처에도 출혈이 잘 일어납니다. 또한, 남성의 경우 호르몬 균형의 이상으로 가슴이 여성의 유방과 비슷해질 수 있는데, 특히 만성 음주자에게서 비교적 흔하게 관찰됩니다. 때로는 이뇨제 중의 특정 약제로 인해 이 같은 현상이 일어나기도 합니다.

간경변증이 진행되면 빌리루빈이라는 혈색소의 처리 장애로 인해 황달(黃疸)이 발생하는데, 그럴 때 빌리루빈이 피부에 침착하여 가려움증을 일으킬 수 있습니다. 가려움증은 간에 생긴 종양이 담도를 침범한 경우에도 황달이 진행되면서 생길 수 있고, 복수 조절을 위해 복용한 이뇨제가 건조증을 유발하여 생기기도 합니다.

78. 간경변증이 심해지면 쥐가 많이 나나요?

쥐는 통증을 수반하는 근육의 국소성 경련(cramp)으로, 다리나 발에서 흔히 일어납니다. 간경변증 환자들, 특히 복수가 있어 이뇨제를 사용하는 환자 가운데 다리에 쥐가 난다고 호소하는 경우가 간혹 있습니다. 확실한 원인이나 기전, 치료법 등은 아직 알려지지 않았습니다. 대개는 저절로 호전되어 특별한 치료가 필요하지 않습니다.

79. 수면 장애가 생겼는데, 혹시 간성 뇌증이라는 것의 증상은 아닌지 두렵습니다.

간경변증이 심할 때는 장에서 온 혈액이 간을 통해 처리되지 않고 곧바로 전신으로 유입되는 경로가 생기기도 하는데(이른바 간 내 '단락'), 이러한 경우 간성 뇌증(腦症)이라는 신경 정신 증상이 발생할 수 있습니다.
간경변증 환자에게 낮과 밤이 뒤바뀌는 수면 주기의 변화가 온다

든지, 기분의 변화가 심해진다든지 한다면 간성 뇌증의 초기 증상일 수 있습니다. 이를 간과하고 조기에 치료를 받지 않으면 간성 뇌증이 깊어져서 성격과 행동이 변하거나 의식 상태가 수시로 달라지는 증상이 나타나고, 심지어 혼수상태에 이를 수도 있으니 속히 병원을 찾아 진료를 받아야 합니다.

위장관 출혈로 인해 흑색변이 나오는 경우, 감염으로 발열이나 오한이 있는 경우, 수면제나 진정제 또는 암성 통증 조절을 위한 마약성 진통제 등을 사용한 경우 등에 간성 뇌증이 발생하는 수가 많으니 특히 주의를 요합니다. 이럴 때는 원인이 되는 위장관 출혈이나 감염을 치료하고, 수면제 등의 약제를 제거합니다. 또한 간성 뇌증의 발생에서 중요한 역할을 하는 물질이 암모니아이므로, 장내 세균에 의해 발생하는 암모니아 등의 독성 물질을 제거하기 위해 락툴로오스(lactulose, 합성 당류의 하나)라는 일종의 하제를 복용하거나 관장을 하기도 합니다. 간성 뇌증이 급성으로 발병하였을 때에 첫 며칠간은 저단백식이 필요할 수도 있으나, 장기적인 저단백식을 권유하지는 않습니다. 하루 1.2~1.5g/kg(몸무게)의 단백질을 식물성 단백질 혹은 유단백질로 섭취하며 식사는 조금씩 자주하는 것이 좋습니다. 분지쇄 아미노산(branched-chain amino acid)으로 단백질을 보충하는 것도 방법이 될 수 있습니다.

80. 간경변증 환자는 왜 비장이 커지지요?

　간경변증으로 인해 간으로 유입되는 혈류가 지장을 받게 되면 다른 곳으로 혈류가 몰리면서 식도나 위에 정맥류가 생기거나 비장(脾臟, 지라)이 커지는 현상이 일어납니다. 위의 왼쪽 뒤에 있는 비장은 가장 큰 림프 기관으로서, 혈액 속의 혈구 세포를 만들거나 제거하는 역할을 합니다. 비장이 많이 커지면 진찰할 때 왼쪽 윗배 부위에서 덩어리처럼 만져지는데, 때로 소화불량과 같은 증상을 일으킬 수는 있으나 심각한 증상이 발생하는 경우는 흔하지 않습니다. 다만, 비장에 혈액이 많이 몰리게 되면서 혈소판과 백혈구, 적혈구 등 혈액 세포들의 수치가 다소간 감소하는 현상이 흔히 동반됩니다.

81. 혈소판이 감소했답니다. 치료를 받아야겠죠?

　혈소판은 우리 몸에 상처가 났을 때 상처 부위에 피떡(혈병)을 만들어 출혈을 방지하는 역할을 하는 것인데, 앞에서 언급한 대로 간경변증 환자는 흔히 비장이 커지면서 혈소판이나 백혈구, 적혈구 등이 감소할 수 있습니다. 그렇지만 간경변증으로 혈소판이 줄어들었을 때 그로 인해 출혈이 문제가 되는 경우는 많지 않으므로, 혈소판 수치가 낮아졌다고 꼭 치료를 받아야 하는 것은 아닙니다. 다만, 수술을 받을 때나 출혈이 생길 수 있는 시술을 받을 때는 혈소판 수혈 같은 조치를 취해야 합니다.

82. 황달에 대해서 자세히 알고 싶습니다.

황달이란 무엇인가

얼굴을 비롯한 온몸의 피부와 눈 흰자위, 점막 등이 노랗게 뜨는 것을 황달이라 합니다. 그 주범은 황색의 담즙 색소인 빌리루빈입니다. 담즙과 함께 배설되어야 하는 빌리루빈이 몸속에 과다하게 축적되면 황달이 오는 것입니다. 과다 축적은 빌리루빈이 정상보다 많이 생성되거나, 간담도계 질환으로 인해 인체의 빌리루빈 대사 및 배출 작용이 제대로 이뤄지지 않아서 발생합니다. 그래서 황달이 생기면 빌리루빈 과잉의 원인이 과다 생성인지 대사 및 배출 장애인지부터 판별해야 합니다.

황달의 증상

황달이 생겼을 때 가장 흔한 증상은 소변이 진한 갈색으로 변하는 것입니다. 혈액에 과잉 상태로 존재하는 빌리루빈이 소변으로 빠져나가면서 소변 색을 진하게 만들기 때문입니다. 또한, 피부에 노란 색소가 침착되면 눈의 흰자위에서 황달을 가장 먼저 발견하게 되는데, 이는 흰색 바탕에서 색깔이 더 잘 구별되기 때문입니다. 간이 나빠 노래질 때는 이처럼 눈부터 노래지므로, 눈은 이상이 없고 피부만 노랗다면 크게 걱정할 필요가 없습니다. 때때로 주부들이 손바닥 피부가 노랗게 되었다며 황달을 걱정하는 수가 있는데, 단순한 색소 침착인 경우가 많습니다. 그럴 때는 눈의 흰자위가 어떤지를 보면 됩니다. 황달이 오래 지속되면 얼굴이 까매지기도 합니다.

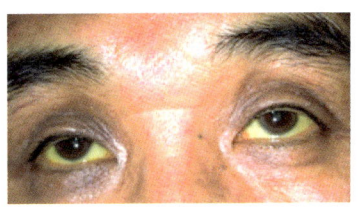

〈황달 모습〉

황달이 생기면 피부 가려움증을 호소하기도 합니다. 이는 담즙과 함께 배설되어야 할 화학물질이 몸 안에 남아 피부의 신경 말단을 자극해서 발생한다고 알려졌습니다. 담즙이 배출되는 통로인 담도가 막혀서 나타나는 폐쇄성 황달일 때 특히 가려움증이 잘 나타납니다. 가려움증을 줄이기 위해 환자에게 약물을 쓰기도 하는데, 이 증상은 황달이 호전되면 사라집니다.

간에서 합성되는 담즙은 담관을 타고 십이지장으로 내려가서 우리가 섭취한 음식물을 분해하고 소화하는 데 중요한 역할을 합니다. 그런데 황달이 심해지면 소화관 내로 담즙 분비가 제대로 되지 않아 소화가 안 되고 구역질이 심해지는 수가 많습니다.

담관암 등 담관 폐색을 유발하는 질환이 있으면 황달과 함께 대변의 색깔이 진흙 마른 것처럼 회색으로 달라지는 증상도 나타납니다. 건강한 대변은 담즙에 섞여 있는 빌리루빈 때문에 누런 황금색을 띱니다. 하지만 간이 나빠 담즙 분비가 잘 안 되면 담즙이 대변에 섞이지 못해 색깔이 회색으로 변하는 것입니다.

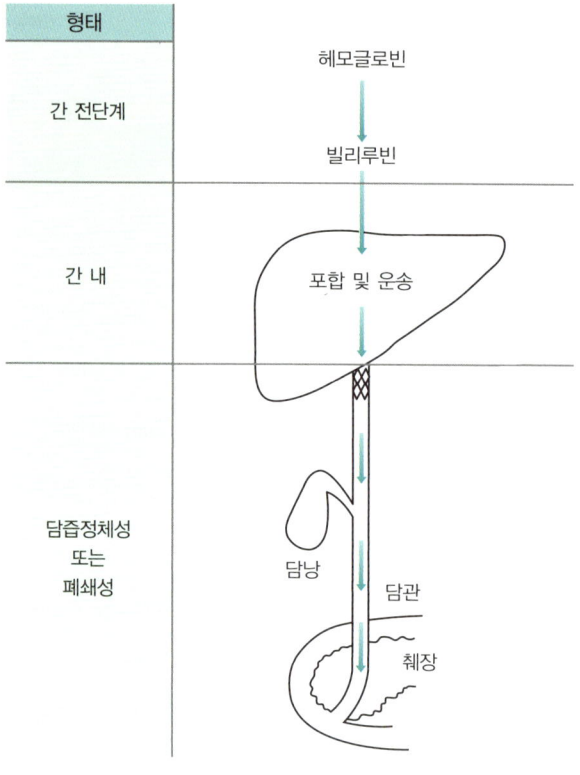

〈황달 원인 모식도〉

황달의 치료

황달은 그 자체가 병이 아니라 여러 원인에 의해서 나타날 수 있는 하나의 증상일 뿐입니다. 따라서 황달이 의심되는 경우에는 실제로 황달인지, 맞는다면 왜 생긴 건지를 확인하기 위해 혈액 검사와 초음파, 컴퓨터 단층촬영, 자기공명영상 등 영상학적 검사로 원인 질환을 찾아내서 바로 치료해야 합니다.

황달이 피로감, 식욕부진, 구토, 발열 같은 증상과 함께 나타나는 경우는 급성 간염을 시사하며, 심한 복통, 발열 등을 동반하면 담도염을 의심할 수 있고, 전신 쇠약감, 체중 감소, 회색변 등과 함께 통증 없이 발생하는 경우에는 담도암이나 담도 주위 장기의 종양이 원인일 가능성을 고려해야 합니다.

간경변증, 간암 환자에서의 황달

만성 간질환 환자에게 황달은 대개 간기능이 저하되어 나타납니다. 간암 환자에서 황달은 간기능이 저하(간부전이 진행)되어 나타나는 경우 이외에도 여러 원인에 의해 일어날 수 있습니다. 간암이 간 내 담관을 침범하여 담도가 막힌 경우, 또는 간암 치료 과정에서 간 내 담도가 손상을 받아 염증이 생겼거나 막힌 경우 등이 있습니다.

간 내 담관의 손상이나 염증, 혹은 간 부전에 의한 황달은 약물 치료를 하면서 경과를 관찰할 수 있습니다. 그러나 간암에 의해 담관이 막힌 경우에는 내시경을 통하여 십이지장으로부터 담관을 거꾸로 조영하면서 막힌 부위를 찾아낸 뒤 인공관을 삽입하여 담즙을 흐르게 해주든지 몸 바깥쪽으로부터 간 내 담관으로 튜브를 삽입하여 담관 내에 저류된(고인) 담즙을 몸 밖으로 배출시키면 황달이 호전될 수 있습니다.

간경변증의 합병증으로는 문맥압 항진증으로 인한 비장 종대와 식도 정맥류, 위 정맥류, 복부 정맥류 등, 그리고 비장 종대에 따른 혈소판·백혈구 감소, 심한 것으로는 복수, 간성 혼수, 신(腎) 기능 저하 등이 있다. 합병증이 없거나 가벼운 경우도 흔해서, 간경변증이지만 활동적으로 정상 생활하는 사람도 많다. 그러나 원인이 조절되지 않고 병이 계속 진행되면 합병증이 증가하고 간기능이 떨어져 사망에까지 이를 수 있다.

재발과 전이

83. 재발이나 전이 여부를 미리 예상할 수 있나요?

간암의 병기나 치료에 대한 반응 정도, 수술을 받은 경우 수술 절제연에 암세포 침범 여부, 미세 혈관 침범 여부 등에 따라 어느 정도 예후를 예상할 수는 있습니다. 일반적으로 병기가 진행되어 있는 경우, 치료에 대하여 불완전한 반응을 보이는 경우, 수술 후 조직 소견에서 수술 절제연에 암세포가 침범되어 있거나, 미세 혈관에 침범 소견이 보이는 경우 재발 혹은 전이할 가능성이 높습니다. 환자 개인에 따라 개별적인 위험도를 예측하는 방법은 연구가 많이 되고 있으나, 아직까지 일반적으로 권고하기는 어렵습니다.

84. 간암은 치료 후 재발이 잘 된다는데 왜 그렇지요? 재발을 막을 방법은요?

다른 암과 달리 간암은 대부분이 만성 B형간염이나 만성 C형간염, 알코올성 간염, 지방간염 등을 오랫동안 앓다가 생깁니다. 그러므로 간암 환자들의 간은 암을 제외해도 건강한 경우가 매우 드물어서, 95% 이상이 다른 간질환을 배경에 두고 있습니다. 이것이 재발의 주원인입니다. 즉, 간암을 수술이나 고주파열치료술, 경동맥화학색전술 등으로 완치시켰어도, 남아 있는 병든 간에서 다시 암이 생길 수 있는 것입니다.

치료 후 1년 이내에 재발했다면 대부분은 치료가 덜 되었기 때문이든지, 숨어 있었던 암을 발견하지 못했기 때문입니다. 숨어 있었던 암이란, 이전에 앓았던 간염 때문에 생긴 상처들 중 이형성(異形成) 결절이라고 하는 간암의 전 단계가 종양(혹)이 된 것을 말합니다. 이형성 결절은 암으로 진행하는 수가 많습니다.

재발을 막는 방법은 암 완치 후에도 남아 있는 B형이나 C형 만성 간염을 필요한 경우 항바이러스제로 치료하고, 원인 또는 악화 인자인 술을 마시지 않고, 비만과 지방간을 없애는 것입니다. 필요한 경우 B형 만성 간염을 치료하는 항바이러스제를 복용하여 B형간염바이러스를 혈액 내에서 깨끗이 청소하면 암 재발률이 최소 50%는 감소합니다. C형간염바이러스도 치료에 의해 간암 발생을 줄일 수는 있으나 아직 정확한 연구결과가 부족하고, C형간염에서 항바이러스제로 쓰이는 인터페론은 여러 부작용 때문에 암 치료 중에는 시행할 수 없는 단점이 있습니다. 최근 환자 자신의 백혈구를 감작(感作, sensitization, 생물체에 어떤 항원을 넣어 항체가 생기게 하는 등 그 항원에 민감한 상태로 만드는 것)시켜서 재주입하는 면역 치료법이 2cm 이하 조그마한 암을 완치시킨 후의 추가치료로써 재발률을 낮춘다는 것이 어느 정도 입증되었습니다. 그러나 2cm 이하의 작은 암은 원래 재발률이 낮고, 면역 치료 비용이 수천만 원이라서 비용 대비 효과를 생각할 때 일반적으로 시행하기는 어려워 보입니다.

신문 방송이나 인터넷 등에 의사를 포함한 온갖 '전문가'들이 나와서 각종 면역 강화제나 건강식품들이 암의 발생이나 재발을 막아준다는 얘기들을 많이 하는데, 의학적으로 실제 입증된 것은 없으며 오히려 해로운 경우가 훨씬 많으니 결코 현혹되지 말아야 합니다.

85. 치료가 끝났다던 간암이 재발했습니다. 이제 어찌 되는 건가요?

간암은 완치 후 재발률이 1년에 10~30%일 정도로 재발이 흔합니다(이유는 위의 문답에서 설명했습니다). 재발이 되면 빨리 발견하여 완치시키는 것이 최선이므로, 간암을 치료한 후에도 2년간은 보통 2~4개월 간격으로 CT나 MRI 같은 영상 검사와 혈액 검사를 하고,

그 후에도 3~6개월 간격으로 추적 검사를 합니다. 이러한 추적 중에 발견되는 재발 암은 대개 3cm 이내의 한두 개 정도 암이며, 다시 완치를 기대할 수 있습니다. 그러나 치료 후 재발까지의 기간이 짧거나 재발 암이 크고 다수인 경우, 즉 재발 암의 성질이 평균보다 더 독해서 빨리 자란 경우 등이 있는데, 이럴 때는 완치가 어려울 수 있습니다.

재발 암이 작고 소수이면 재수술 또는 고주파열치료술이나 경동맥화학색전술을 흔히 시행하고, 재발 암이 크고 심하면 경동맥화학색전술이나 방사선치료, 항암제 치료를 많이 합니다. 간이식도 고려해 볼 수 있겠습니다.

86. 병기 1기의 간암 환자인데 전이가 될까 두렵네요. 전이 여부는 어떻게 알 수 있으며, 주로 어느 부위로 옮겨 가나요?

암이란 세포가 정상 상태를 벗어나 제멋대로 분열하고 증식하고 퍼지는 것입니다. 따라서 암환자들은 누구나 전이에 대한 두려움을 지니고 있습니다. 그러나 mUICC 병기 1기나 2기 암에서는 전이가 매우 드뭅니다. 전이는 간암 세포가 주로 혈관을 침투하여 간 안팎의 다른 부위로 번지는 것인데, 가장 흔히 전이되는 곳은 간의 다른 부위, 폐, 림프절(림프샘), 뼈 등입니다. 그러므로 정기적으로 간 CT나 MRI 검사, 폐 촬영 등을 하여 전이 여부를 추적합니다. 척추의 일부, 갈비뼈, 골반뼈 등은 간 CT에서 보이지만 척추의 나머지 부분과 여러 다른 부위의 뼈는 보이지 않기 때문에, 증세 발현이 있다면 뼈 스캔을 해야 됩니다.

87. 암 치료 후 5년이 지났습니다. 이젠 완치된 거죠?

보통 의학적 완치라 하면 암 진단과 치료 후 5년간 암이 육안으로 안 보이고 재발을 의심할 만한 징후가 전혀 없을 때의 상태를 뜻합니다. 대개 5년 이후에는 재발, 전이 가능성이 희박하다고 보기 때문입니다. 하지만 예외적인 경우도 있으며, 암의 종류에 따라 5년이 지나도 재발 확률이 상대적으로 높은 암이 있습니다.

이미 언급한 대로 간세포암은 대표적으로 재발이 빈번한 암입니다. 적절한 치료를 받더라도 다른 암들보다 재발이 많습니다. 간암을 유발한 만성 간염과 간경변증이 남아 있는 경우가 대부분이기 때문에 암이 완치된 후에도 남은 간에서 새로이 암이 발생하는 빈도가 높습니다. 특히 2~3년 이내에 재발하는 수가 많으며, 가장 효과적인 치료법인 간 절제 수술 후에도 재발이 흔하므로 추적 감시 검사를 계속 받아야 합니다.

88. 퇴원해도 계속 검사를 받아야 하는지요?

그렇습니다. 간절제술을 시행해서 종양을 완전히 제거하더라도 수술 후 5년 이내에 재발이 되는 환자가 60~70%입니다. 이렇게 재발률이 높은 암을 조기에 발견하기 위해서는 일정 간격으로 검사를 계속 받아야 합니다. 재발이 잘 일어나는 시기(치료 후 2~3년 이내)이거나 재발 가능성이 높은 상태라면 더 자주 검사를 해서 재발을 조기에 발견해야 합니다.

다시 강조합니다. 다른 암들은 일반적으로 치료 5년 후까지 재발하지 않으면 완치된 것으로 간주하지만, 간암은 5년이 지나더라도 간에 만성적인 질환이 남아 있는 한 언제든 암이 또 발생할 수 있으므로 평생 지속적인 추적 관찰이 필요합니다.

치료 후 일상생활

89. 수술 후 퇴원해서 어느 정도 지나야 사회생활이 가능하고, 운동은 어떻게 해야 합니까?

좀 애매한 말이지만, 본인이 피곤을 느끼지 않을 정도로 활동하는 것이 가장 좋습니다. 암을 치료한 뒤 원래 있던 간염이나 간경변증이 남아 있다 해도 그것들은 직장 생활을 비롯한 사회 활동을 하는 데 별 문제가 되지 않습니다. 또 조금 무리를 한다고 해도 간이 급격히 나빠지지는 않습니다. 다만 그런 일이 누적되면 간에 무리가 갈 수 있습니다. 정상적인 일상생활을 해보아서 피곤이 안 느껴지면 그대로 생활하고, 피곤하다면 일하는 시간을 줄이십시오. 그렇다고 너무 일을 안 하는 것도 간에 도움이 되지 않습니다.

운동을 할 때는 단시간에 급격히 힘을 써야 하는 운동은 피하십시오. 예를 들어 테니스나 농구 같은 운동은 좋지 않습니다. 무리하지 않는 운동과 걷기, 산책 등을 권합니다. 그러나 이것도 지나치게 해서 피곤해지면 안 됩니다. 더러 체력을 길러야겠다며 힘이 빠질 때까지 장시간 운동을 하는 경우가 있는데, 건강에 오히려 해가 될 수 있습니다.

90. 통증 때문에 진통제를 복용할 때 무슨 제약이 있습니까?

암성 통증, 즉 암환자가 겪는 통증은 종양이 조직을 침윤하면서 유발하는 것과 수술, 방사선치료, 항암치료 등 치료 과정에서 생기는 것, 암 때문에 몸이 쇠약해진 결과 발생하는 통증(예컨대 근육 수축에 따른 통증, 감염에 따른 통증) 등 여러 가지가 있습니다.

간암은 초기에는 증상이 없는 경우가 많지만, 이후 병의 경과 중에 통증이 올 수 있습니다. 통증의 유무와 강도는 병변의 위치와 크기, 진행 정도, 시술 여부 등 여러 조건의 영향을 받습니다.

암환자들 중에는 진통제를 자주 쓰면 중독될 수 있다거나, 나중에 통증이 심해졌을 때 진통제가 잘 듣게 하려면 초기엔 복용을 절제해야 한다는 등의 오해를 하고 있는 분들이 많습니다. 하지만 적극적인 통증 조절은 삶의 질 유지에 필수적입니다. 다만, 일반적으로 말해 만성 간질환 환자는 약물 대사의 영향을 받을 수도 있으므로 간기능 상태에 따라 약제의 선택과 용량, 투여 간격의 조절 등이 필요합니다.

진통제는 통증의 정도에 따라 비마약성 혹은 마약성 약제를 복용하게 됩니다.

비마약성 진통제는 아세트아미노펜(acetaminophen, 일명 타이레놀, tylenol®)과 비스테로이드성 항염제로 나뉘는데, 아세트아미노펜은 전격성(電擊性) 간 부전을 일으킬 수 있는 약물이지만, 하루 4g 이하의 용량에서는 발생 빈도가 낮은 것으로 알려져서 일차적으로 사용할 수 있는 약물 중 하나입니다. 비스테로이드성 항염제에는 일반적으로 거론되는 진통소염제가 많이 포함되는데, 만성 간질환 환자에서 부작용이나 독성(간 독성, 신장 독성, 위궤양이나 출혈 등)이 발생할 가능성이 비교적 높다고 알려져 있습니다.

한편 마약성 진통제는 변비, 졸림 현상, 구역, 구토, 배뇨 장애 등의 부작용이 발생할 수 있습니다. 졸림 현상이나 구역, 구토 등은 며칠쯤 지나면 증상이 감소하거나 사라집니다. 변비는 지속적으로 따를 수 있는 증상이며, 특히 만성 간질환 환자에서 간성 혼수의 발생을 촉발할 수 있으므로, 마약성 진통제를 사용할 때는 경구용 변 완화제 등과 같이 복용하는 것이 중요합니다.

91. 암환자가 부부관계를 해도 되나요?

배우자가 현재 암환자이거나 전에 암 수술을 받은 적이 있다면 건강했을 때처럼 성생활을 하기는 쉽지 않습니다. 신체적 쇠약에다 병에 대한 스트레스나 고민까지 더해지니 성(性)기능이 위축되는 게 당연합니다. 특히 간기능이 좋지 않은 경우엔 호르몬 균형이

깨져서 성생활에 어려움이 더해집니다. 암환자의 배우자는 혹시라도 내 아내, 내 남편의 건강에 해가 될까봐 성관계를 망설이는 상황도 생깁니다.

그러나 암환자에게도 성생활은 삶의 중요한 일부이며, 정상 생활로의 복귀를 돕는 역할도 합니다. 서로의 상황을 이해하고 배려해 자신들에게 알맞은 성생활 방식을 찾아서 유지하는 노력이 필요합니다.

92. 조금만 먹어도 소화가 안 되고 복부 팽만감이 드니 어쩌지요?

배가 탱탱해지는 원인은 여러 가지입니다. 배에 복수가 있거나 가스가 많이 차서 그럴 수도 있고, 간이나 다른 장기가 부어서 그럴 수도 있습니다. 복수가 생기는 것 또한 결핵이나 다른 암이 복막으로 번져서일 수도 있고, 간경변증과 그 합병증 때문일 수도 있습니다. 원인이 무엇인지에 따라 치료하는 방법도 달라집니다.

간암 환자에서 복수가 차는 가장 큰 원인은 간기능이 떨어져서입니다. 여기서 문제가 되는 것은 소금(나트륨)입니다. 건강한 사람은 소금을 간과 신장(콩팥)을 통해 밖으로 배출하는데, 간이 나빠지면 콩팥에서 소금을 처리하여 몸 밖으로 내보내는 기능이 떨어집니다. 그런데 우리 몸속의 소금에는 물(수분)이 따르게 마련이므로, 배출되지 않은 소금의 양이 많아지면 물을 몸 밖으로 내보내지 못해 몸이 붓고 복수가 찹니다. 따라서 소금 섭취량을 줄이는 노력이 필요하며, 이뇨제를 투여해 배출되는 소금의 양을 늘리기도 합니다. 그리하면 소화가 안 되는 것도 나아지고 배에 가스가 차는 것도 줄어들게 됩니다.

93. 막걸리나 포도주를 매일 한 잔씩 마시면 건강에 좋다는 말이 간암 환자에게도 해당되나요?

막걸리에 대해서는 믿을 만한 의학적 검증이 없어서 뭐라고 말하기 어렵지만, 포도주는 프랑스의 한 역학 조사에서 매일 소량을 마시는 사람들의 허혈성 심장 질환 발생률이 낮다는 결과가 나온 바 있습니다. 프랑스 인들의 포화지방 섭취량이 매우 많다는 점과 연관해 이를 '프랑스의 역설(French paradox)'이라고 부르기도 합니다. 이 '역설'에 대해서는 의학적 이견도 많은데, 설사 그러한 효과가 사실이라 하더라도 간암과는 관련이 없는 일이며, 심장병을 막으려다가 간암을 얻게 될 위험이 너무 큽니다. 한마디로, 간질환에 이로운 술은 없습니다.

막걸리, 맥주처럼 곡물을 사용한 발효주, 포도주, 복분자주처럼 과실을 사용한 발효주, 소주, 위스키, 보드카 같은 증류주, 이 모두가 간에서는 에탄올로 작용하며, 간장병의 위험은 술 종류와 관계없이 섭취한 알코올(에탄올) 양에 비례합니다. 의학적으로 따져서, 술 관련 질환의 발생을 피하려면 한 번에 소주 반 병 이내, 일

주일에 두 번 이하로 마셔야 합니다. 증류주 음주량이 세계 1위를 기록하고 있는 한국인은 알코올성 간암 발생 위험이 매우 높습니다. 요즘도 B형간염, C형간염, 지방간염 환자들이 술을 과음해 간암 발생 위험을 더욱더 키우고 있습니다.

술은 담배와 마찬가지로 관리해야 할 대상입니다. 우리나라는 '음주 예절'이라는 명목으로 아버지나 어른에게서 술을 일찍 배우고 음주 문화에 너그럽기 때문에 술로 인한 사회 문제와 더불어 알코올성 간질환이 늘고 있습니다.

94. 간암 예방에 도움이 되는 식습관이나 식품은 어떤 건가요?

간암은 여타의 암과 달리 발병 원인이 명확합니다. 즉 B형과 C형 만성 간염, 알코올성 간염, 당뇨나 비만에 의한 지방간염이 우리나라 간세포암종의 4대 원인입니다. 이중 당뇨나 비만에 의한 지방간은 과식이라는 생활 습관과 관련이 깊으므로 적게 먹는(소식) 습관을 기르는 것이 간암 예방에 좋습니다. 또한, 식사 후에 과일을 먹을 거라면 당분 섭취가 지나치지 않도록 식사 중의 탄수화물 섭취를 줄이는 식으로 영양분과 열량의 균형에 신경을 써야 합니다.

더운 지역인 아프리카나 중국 남부에서는 땅콩, 옥수수, 견과류 등에 피는 곰팡이에서 나오는 아플라톡신(aflatoxin)이라는 독이 간암을 많이 일으킵니다. 식약청이 조사한 바에 따르면 우리나라 음식에서는 위험 수준의 아플라톡신이 발견되지 않고 있지만, 보관이 잘못되어 곰팡이가 핀 음식은 피해야 합니다. 그러나 신기하게도 메주에 피는 곰팡이에서는 아플라톡신이라는 독이 전혀 나오지 않으므로 된장은 안전합니다.

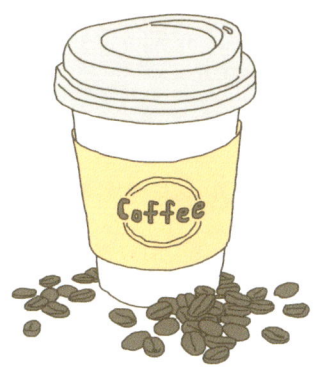

여러 나라의 믿을 만한 연구로 검증된, 간암 발생을 막아주는 식품(기호품)은 원두커피입니다. 하루 3~4잔의 원두커피는 안 마시는 경우에 비해 간암 발생 위험을 반 이하로 낮춘다는 것이 일반적인 견해입니다. 다만 커피를 많이 마시면 심혈관계 질환, 고혈압, 불면증, 불안 장애, 방광 질환, 칼슘 저하 등의 위험이 증가할 수 있습니다. 참고로, 우리나라에만 있는 '믹스 커피'는 간암을 줄인다는 보고가 없으며 칼로리가 높아서 간암 예방에 별 도움이 되지 않을 것으로 보입니다.

신선한 야채는 간암 발생 위험을 약간 낮추는 것으로 보이지만 더 충분한 검증이 필요하며, 과일은 비만에 기여하므로 오히려 간암 발생 위험을 높일 수 있습니다. 붉은 살코기나 동물성 단백질의 경우, 간암 발생 위험을 높이지는 않으나 동물성 단백질을 섭취할 때 대개 지방도 과다 섭취하게 되니 결과적으로 비만과 그에 따른 간암의 위험을 높일 수 있습니다.

95. 건강식품이나 보조 식품을 먹어볼까 합니다. 치료에 도움이 될까요?

간암 환자나 그 가족들로부터 가장 많이 듣는 질문이 "간암을(또는 간경변증을) 치료하기 위해 이러저러한 건강식품을(또는 건강 보조 생약제를) 먹어도 되나요?"입니다. 대체로 민간요법의 범주에 속하는 것들이 거론됩니다.

결론부터 말씀드리자면, 요즘 널리 선전되고 있는 건강 표방 식품들, 약국과 심지어 일부 의원들에서까지 팔고 있는 건강 보조 생약제 중 간과 간암에 대한 효과가 의학적으로 검증된 것은 한 가지도 없습니다.

오히려 독성 간염의 위험이 커서, 이미 있는 간암과 간염을 더욱 악화시킬 수 있습니다. 면역력을 높여준다는 기능성 식품들도 독성 간염 위험에 대한 검증이 안 되어 있습니다.

간암 환자들은 약간의 독성 간염만 생겨도 치명적일 수 있습니다. 검증된 치료약들도 독성 간염을 일으킬 수 있으나, 이는 부작용이 이미 알려져 있기에 의사들이 조심스럽게 모니터링을 하면서 손해(독성 간염)보다 이득(치료 효과)이 클 때만 투여합니다. 그러나 많은 생약제나 건강보조제 들은 명확한 이득이 과학적으로 검증되지 않은 채 손해(독성 간염)만 보는 경우가 대부분입니다.

얼마 전 우리 모두를 놀라게 했던 백수오 사건을 기억하십니까? 요란하게 선전된 만병통치 효능이 의학적으로 전혀 검증되지 않았음에도 식약청은 과거부터 먹어왔고 농촌 소득에 일조하는 작물이기에 건강 기능 식품으로 허가를 내주었고, 제조 회사는 백수오 '짝퉁' 식물로 원료를 대체하여 제품을 만든 후 마치 치료 효과가 있는 듯이 허위 광고를 하며 판매한 사건입니다. 문제가 되자 식약청에서 백수오 제품을 전수 조사하니 단지 5%만이 진짜 백수오로 만든 것이었습니다.

이 과정에서 백수오의 의학적 효과에 대한 검증이나 독성 간염의 위험성 경고는 전혀 없었으며 심지어 대부분이 가짜 백수오였다는 사실은 우리나라의 건강 기능 식품 관리가 얼마나 허술한지를 적나라하게 보여주었습니다.

모든 식물은 적으로부터 도망칠 수가 없기 때문에 종의 유지를 위해 자기를 먹는 생물에게 위해를 끼치는 독을 가지고 있습니다. 인간이 오랜 시간 음식으로 먹어온 식물들은 그 독이 적거나, 사람이 차츰 적응을 하고 그것이 유전자에 각인된 것들입니다. 그런데 먹으면 문제가 생길 수 있는 식물들(예를 들어 민들레, 헛개나무, 인진쑥, 겨우살이, 돼지감자) 등에 '기능 식품'이라는 이름을 달아 버젓이 허위 광고를 하며 팔고 있으니 안타깝습니다.

동물성 건강 표방 식품으로는 흔히 붕어, 잉어, 다슬기, 굼벵이, 개 등을 꼽을 수 있는데 이 동물들은 간 독성이 없어서 괜찮은 듯하나, 간에 대한 효과가 검증된 바 없는 데다 중금속 오염 가능성, 유통 과정의 불투명성 등 때문에 권유할 수 없습니다.

한마디로 요약하겠습니다. 간에 좋은 건강식은 1) 보통의 한국인

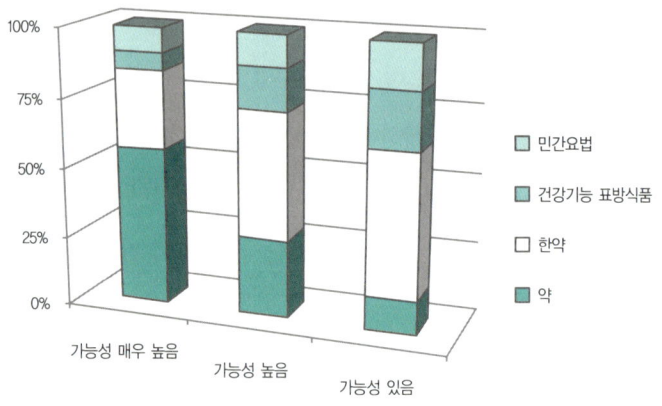

〈독성 간 손상의 원인. RUCAM score 근거 조사(한림의대 자료 발췌)〉

이 흔히 먹는 삼시 세 끼 먹거리를 (밥-소·돼지고기-야채, 면-생선-나물, 빵-닭고기-샐러드 식으로) 골고루 2) 청결하고 3) 싱겁게 먹되, 4) 좀 적은 듯이 먹는 것(소식)임을 늘 기억하십시오.

96. 간질환 환자는 회를 먹으면 안 됩니까?

만성 간질환이나 당뇨병, 간암 환자들은 우리나라 인근 해안에서 잡히는 오염된 어패류로부터 비브리오 블리피쿠스(*Vibrio vulnificus*) 균에 감염되면 패혈증이 생길 수 있습니다. 그럴 경우 치사율이 30~40%로 높기 때문에 각별한 주의가 필요합니다.

따라서 5월부터 11월까지는 회를 먹지 말고, 어패류를 손질하다가 피부에 상처가 나지 않도록 해야 합니다. 12월부터 4월까지는 회를 먹을 수 있으나, 간경변증이 심해서 간성 혼수의 위험이 있는 분들은 하루 60~100g 이하로 소량만 먹는 것이 안전하며, 복수가 있는 분들은 저염 식이에 방해가 되지 않도록 먹어야 합니다.

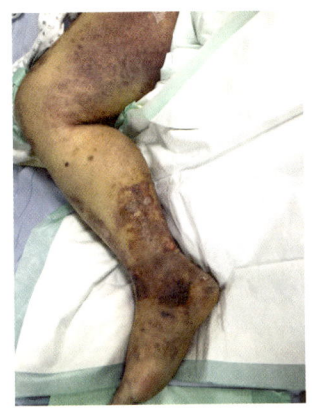

〈비브리오 패혈증 환자의 피부 사진〉

97. 치과 치료에서 사용하는 마취제가 간암 환자에겐 안 좋을 수 있다던데 맞는지요?

간암 환자에게 치과 치료는 중요한 문제일 수 있습니다. 간암 자체에는 치과 치료에 장애를 줄 요인이 없으나, 간암 환자는 기본적으로 간경변증이 있는 경우가 80%에 달하는 만큼 그에 따른 간기능 저하가 여러 측면에서 치과 치료에 영향을 줄 수 있기 때문입니다. 간경변증으로 인한 전반적인 간기능 저하는 예컨대 균에 의한 치아우식증(齒牙齲蝕症, 입안의 유산균이 이의 석회질을 상하게 하여 충치가 되는 증상)의 발생을 증가시킬 수 있으며, 치주염 등의 치주 질환이 일어나는 위험 요인도 됩니다.

간경변증이 있는 간암 환자의 치과 치료는 다음과 같은 이유로 조심스러울 수밖에 없습니다.

첫째, 우리 몸의 출혈을 막아주는 인자들은 간에서 만들어지는

데, 간기능이 저하돼 있으면 그런 것들의 생성도 잘 안 되고, 출혈 시 혈액 응고에 중요한 혈소판이라는 혈구의 수도 줄어 있게 마련이므로 치과 치료 때 출혈이 심하거나 잘 멎지 않을 수 있습니다. 따라서 발치나 잇몸 치료 등 출혈이 있는 치료를 받을 때는 간기능 저하로 인한 혈액 응고 장애의 정도를 확인해야 합니다. 혈소판 수치 등을 확인하여 정상보다 많이 떨어졌을 경우에는 혈소판 수혈 등의 조치를 취한 후 치료에 들어가고, 치료 후에는 지혈에 각별히 신경을 써야 합니다. 그러나 출혈을 동반하지 않는 치과 치료는 문제가 되지 않습니다.

둘째, 간기능이 저하되면 몸속의 면역 체계도 장애를 일으키기 쉬우므로, 치과 치료에 따른 국소적, 전신적인 세균 감염의 가능성이 증가해 치아에 농이 잡히거나 복수에 염증이 일어날 수 있습니다.

셋째, 간기능이 나쁜 환자들은 약을 쓰기가 어렵습니다. 우리 몸으로 들어오는 대부분의 약물은 간에서 대사되어 배설되는 과정을 거치는데, 간기능이 나쁘면 대사 기능이 제대로 작동하지 않아 약물의 부작용과 독성이 증폭될 수 있기 때문입니다. 따라서 치과 치료 시의 진통제, 마취제 사용과 치료 후 항생제나 소염 진통제의 처방에 제약을 받을 수도 있습니다. 진료를 시작할 때 치과 의사에게 전신 질환이나 이전의 병력 등을 정확하게 말해서 약물을 사용하거나 처방할 때 유의하도록 해야 합니다.

넷째, 치과에서 일반적으로 사용하는 국소 마취제 리도카인(lidocaine)은 약물 대사가 대부분 간에서 이루어지기 때문에 간기능이 저하돼 있는 경우에는 이것의 주입량 및 주입 속도를 잘 조절하고, 독성 반응의 발현 여부를 관찰해야 합니다. 심한 간기능 저하가 있는 경우에는 다른 국소 마취제로 바꿀 필요가 있습니다.

이러한 제약들에도 불구하고, 간경변증이 있는 간암 환자의 치과 치료는 적절한 검사와 간 전문의의 자문이 있다면 안전하게 시행할 수 있습니다. 간기능 저하도가 심해서 출혈 소인에 대한 검사 소견이 아주 나쁜 경우에는 혈액 응고 인자나 혈소판의 수혈을 통해 출혈 위험을 피할 수 있으며, 감염 위험은 치과 치료 전후에 간기능에 악영향이 적은 항생제를 투여함으로써 이겨낼 수 있습니다. 진통제, 마취제, 근육 이완제 등의 약제 또한 간 전문의에 자문하여 간기능에 영향이 적은 종류를 적절한 양, 적절한 기간만 사용하면 큰 문제 없이 치료할 수 있습니다. (정보 출처: 대한간암학회)

98. 간암 환자도 장애인 등록이 가능한가요?

장애인복지법에 따른 장애인 등록은 보건복지가족부에서 고시한 '장애 등급 판정 기준'에 따릅니다. 이 기준 중에서 간암 환자가 포함되는 '간 장애'의 경우, 일상생활이 현저히 제한되는 만성 혹은 중증의 간기능 이상이 있는 환자들만이 장애인 등록 대상이 됩니다. 즉, 간기능이 지극히 좋지 않고 간암과 간경변증으로 인해 복수나 복막염, 간성 뇌증 같은 합병증이 발생한 환자가 대상이 됩니다.

장애인복지법의 기준으로는 장애인에 해당하지 않는 암환자라도 세법상으로는 장애인으로 분류되어 세금 공제를 받을 수 있습니다. 연말 정산 또는 소득세 확정 신고 때 병원에서 '장애인 증명서'를 발급받아 제출하면 세금 부담을 줄일 수 있습니다.

99. 의사로부터 더 이상은 치료하기 어렵다는 말을 들었습니다. 이제 무엇을 해야 하나요?

다양한 치료에도 불구하고 병이 계속 진행되거나 환자가 극도로 쇠약해져서 치료를 받기 어려워졌을 때, 의사들은 환자와 가족에게 치료 중단을 알립니다. 그러나 적극적인 치료를 중단한다는 것이 곧 환자를 포기한다는 의미는 아닙니다. 치료를 중단하는 목적은, 효과를 더 이상 기대하기 어려운 상황에서 몸에 무리가 가는 치료를 중단함으로써 환자의 고통을 덜어주기 위함입니다.

하지만, 적극적인 치료는 중단하더라도 말기 암환자들이 겪는 통증, 쇠약감, 복수, 식욕부진 등 여러 증상을 완화해주는 치료는 지속적으로 필요합니다.

암환자의 치료는 '적극적으로 암세포를 죽이는 치료'와 '암과 관련된 증상을 완화하는 치료'로 나눌 수 있습니다. 일반 종합병원이나 암 전문 병원 같은 곳에서는 주로 암세포를 죽이는 치료(수술, 항암제 치료, 방사선치료 등)를 하는 반면, 호스피스(hospice)라고 하는 완화의료 전문 기관에서는 통증 등 암과 관련된 증상들을 줄이거나 누그러뜨리는 일, 즉 호스피스 완화의료를 제공합니다.

호스피스 완화의료의 목적은 환자와 가족의 고통을 줄이고 삶의 질을 향상시키는 데 있습니다. 질병이 치료에 반응하지 않고 계속 진행됨으로써 수개월 내에 임종할 것으로 예상되는 환자와 그 가족이 병의 마지막 과정과 사별 기간에 겪게 되는 신체적, 정신적, 사회적, 영적 어려움들을 덜어주기 위해 제공되는 전인적인 의료가 호스피스 완화의료입니다. 비록 암을 치료하지는 못하더라도 살아 있는 동안 환자가 인간으로서의 존엄성과 삶의 질을 유지하다가 되도록 고통 없이 죽음을 평안히 맞을 수 있도록, 그리고 가족들이 사별의 고통과 슬픔을 잘 극복할 수 있도록 도와주는 일은 의료에서 매우 중요한 부분입니다. 따라서 더 이상의 적극적인 치료는 어렵지만 통증 조절을 포함한 신체적 증상 조절과 심리적, 사회적 지지가 필요한 경우에 의료진은 호스피스 완화의료를 권할 수 있습니다.

호스피스 완화의료는 전문 기관에 입원해서 받을 수도 있고, 가정에서 받을 수도 있습니다. 어느 쪽이든 다양한 전문가들(의사, 간호사, 사회복지사, 자원봉사자, 성직자 등)의 도움을 받게 됩니다. 특히, 많은 환자들이 걱정하는 통증 등 신체적 고통을 집중적으로 조절하며 환자와 가족의 불안, 두려움 등 심리적인 어려움과 관련한 지지도 제공합니다.

환자와 가족이 호스피스 완화의료의 의미와 목적을 이해하고 수

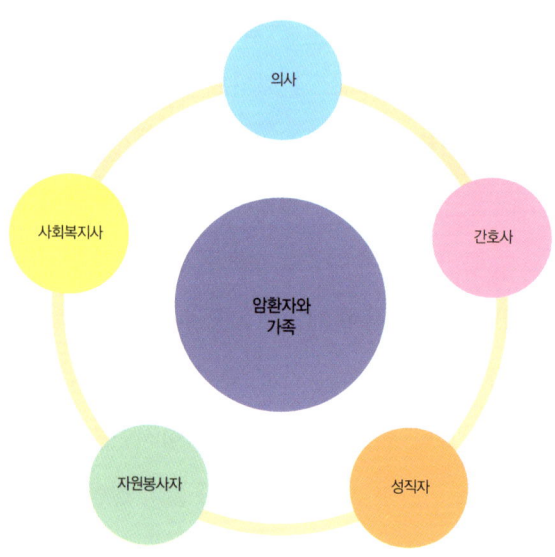

〈호스피스 완화의료. 다양한 전문가들의 협업이 필요하다.〉

용하면 전문 기관을 이용할 수 있습니다. 그러나 안타깝게도 삶의 마지막 순간까지 무리한 치료를 지속하다가 중환자실에서 쓸쓸히 운명하는 분들이 많습니다. 호스피스 완화의료는 환자와 가족이 남은 나날을 최대한 편안하고 의미 있게 보낼 수 있도록 도와드릴 것입니다. 국립암센터에서는 호스피스 완화의료도 실시하고 있으며, 원하는 경우 호스피스 완화의료 전문 기관에 연계해드리고 있습니다. 관련 정보는 호스피스 완화의료 웹사이트 http://hospice.cancer.go.kr 에서 찾아볼 수 있습니다. (정보 출처: 국가암정보센터 http://www.cancer.go.kr/mbs/cancer/)

100. 간암에 대한 더 자세한 정보는 어디서 얻을 수 있습니까?

간암에 대한 공포가 널리 퍼져 있는 데 비례하여 간과 간암에 대한 정보와 소문 또한 넘쳐납니다. 그중에는 근거가 없거나 신뢰성이 떨어지는 것들이 훨씬 많고, 무턱대고 따랐다가는 간에 치명상을 입히게 되는 '독성'의 정보와 소문도 숱합니다. 특히 온라인에 이런 믿기 힘든, 믿어서는 안 될 정보들이 여과 없이 떠도는 게 현실입니다. 권위 있는 간암 전문의나 간질환을 직접 경험한 사람이 들려주는 올바른 정보를 찾는 일이 그만큼 더욱 절실합니다. 그런 기준에 부합하는 책 몇 권과, 정보를 얻을 수 있는 전문 사이트, 그리고 환우회 사이트를 몇 군데 소개합니다.

〈책〉

『대한민국 최고의 명의가 들려주는 간암』(서경석 지음, 서울대학교출판문화원)
『간암 완치 설명서』(한광협, 세브란스 간암전문클리닉 지음, 헬스조선)
『간암— 중년 남성 목숨을 소리 없이 앗아가는』(헬스조선 편집 팀 지음, 헬스조선)
『간암 가이드북』(윤승규 지음, 국일미디어)
『간암』(이건욱 지음, 아카데미아)
『간 다스리는 법』(이종수 지음, 동아일보사)

『친절한 간질환 이야기』(김정룡 지음, 에디터)

『알기 쉬운 간질환 119』(이관식 지음, 가림M&B)

〈온라인 간 정보〉

1. 간학회 사이트의 일반인을 위한 간질환 정보(http://www.kasl.org/general/)

간학회는 1995년 발족해 연 2회 학술대회를 열고 연 4회 『대한간학회지』를 펴내고 있습니다. 2004년에는 만성 B형간염 및 만성 C형간염의 치료 가이드라인을, 2005년에는 간경변증 합병증(복수, 정맥류 출혈, 간성 뇌증)의 치료 가이드라인을 마련했습니다. 2000년에 10월 20일을 '간의 날'로 제정하고 매년 행사를 개최해 왔습니다. 일반인과 간질환 환자 및 가족을 위한 교육용 책자들을 보급하고 라디오 공익 광고도 하는 등 대국민 홍보 활동을 펴는 한편, 만성 간질환에 대한 심포지엄과 좌담회 등도 꾸준히 열고 있습니다.

2. 대한간암학회 사이트의 최신 의학 정보(http://www.klcsg.or.kr/html/sub06_01.asp)

간암에 대한 연구와 진료를 향상시키기 위해 1999년에 설립된 대한간암학회에서 일반인을 위해 알기 쉽게 간암을 설명하는 페이지입니다. 간암의 특징과 원인, 진단을 위한 검사법, 수술·비수술적 치료법, 간암 환자의 영양 섭취 문제, 치과 진료 문제 등에 대해 상세히 알 수 있습니다.

3. 국가암정보센터(http://www.cancer.go.kr/mbs/cancer/)

〈간염 · 간암 관련 환우회 사이트〉

1. 만성 B형간염 환우회(http://cafe.daum.net/dhlee3)

포털 사이트 다음에서 운영하고 있는 간염 환우회로, B형간염과 간경변증 환자 1만 5,000명이 가입해 있습니다. 간염 관련 뉴스난, 간질환자 군 복무 관련 게시판, 고민 상담방, 간염 치료 후기방, 보험 급여 확대 관련 민원 청구방 등이 있습니다.

2. 간사랑 동우회(www.liverkorea.org)

건강, 취업 같은 사회적 문제 등 간염, 간경변증, 간암 환자들이 겪고 있는 다양한 문제들을 함께 고민하고 해결하기 위해 만든 사이트입니다. B형간염의 경우 2000년에 취업 제한 질병에서 제외됐으나, 수혈이나 성관계 등을 통해 옮는 질병이기 때문에 여전히 보유자는 취업에서 차별을 겪는 수가 많습니다. 간사랑 동우회에서는 각 기업의 사례를 모아 참고할 수 있도록 하고, 취업 과정에서 불이익을 당했을 경우 공동 대처도 합니다.

3. 간을 사랑하는 동우회(http://cafe.naver.com/liveliver)

포털 사이트 네이버의 간염 환우 카페로, 가입 회원이 7,000여 명에 이릅니다. 간염, 간경변증, 간암, B형간염, C형간염, 기타 만성 간염 환자들을 위해 정보 교류 등 각종 활동을 펼치고 있습니다.

요즘 널리 선전되고 있는 건강 표방 식품들, 약국과 심지어 일부 의원들에서까지 팔고 있는 건강 보조 생약제 중 간과 간암에 대한 효과가 의학적으로 검증된 것은 한 가지도 없다. 오히려 독성 간염의 위험이 커서, 이미 있는 간암과 간염을 더욱 악화시킬 수 있다. 면역력을 높여 준다는 기능성 식품들도 독성 간염 위험에 대한 검증이 안 되어 있다.

〈국립암센터의 센터 중심 진료제〉

국립암센터의 특징인 '센터 중심 진료제'라는 것은 종전의 진료 과목 중심 체제와 달리 특정 질환별로 센터를 설치하고 관련 분야의 전문의들이 모여 서로 의논하고 협조해 환자를 위한 최선의 치료를 제공하는 시스템입니다.

국립암센터가 2001년 개원하면서 국내에서 처음으로 이 제도를 실시한 이후 많은 병원들이 암센터를 비롯한 이런저런 센터들을 만들고 있습니다. 그러나 진정한 센터 중심제라면 내과, 외과, 영상의학과, 인터벤션 영상의학과, 방사선종양학과, 병리과, 마취과 등 특정 질환 진료에 관여하는 모든 과가 이기주의를 버리고 최선의 치료법을 짧은 시간 내에 도출해낼 수 있어야 합니다. 이는 오케스트라가 교향곡을 연주하는 것에 비유할 수 있습니다.

이렇게 하기 때문에 국립암센터에는 진료를 위한 분과는 없습니다(전공의 수련을 위한 과는 있습니다). 국립암센터 간암센터에서는 이러한 다학제 센터제의 경험을 바탕으로 대한간암학회-국립암센터의 '간세포암종 진료 가이드라인'을 2003년에 처음으로 제정한 후 2009년, 2014년에 최신 의학 정보를 반영한 개정판을 발표했습니다.

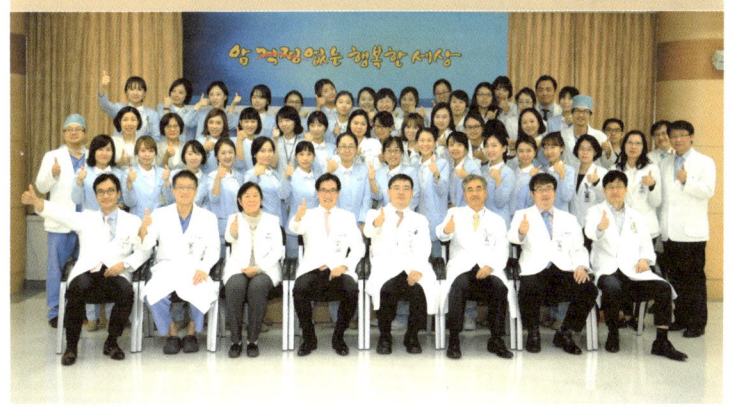

간암 · 집필진 소개

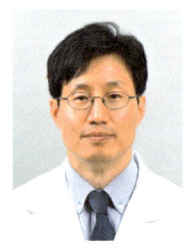

고영환/ 영상의학과 전문의

국립암센터 간암센터

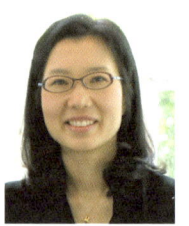

김보현/ 소화기내과 전문의

국립암센터 간암센터

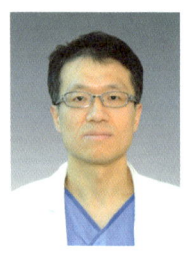

김성훈/ 외과 전문의

국립암센터 간암센터

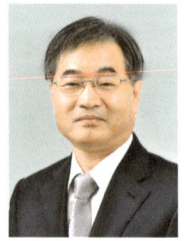

김창민/ 소화기내과 전문의

국립암센터 간암센터

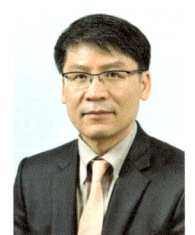

김태현/ 방사선종양학과 전문의

국립암센터 간암센터

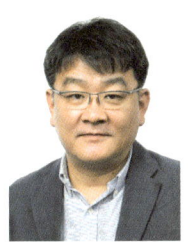

김현범/ 영상의학과 전문의

국립암센터 간암센터

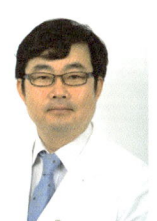

박상재/ 외과 전문의

국립암센터 간암센터

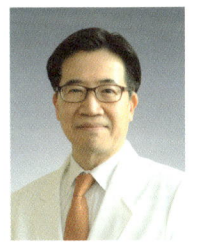

박중원/ 소화기내과 전문의

국립암센터 간암센터

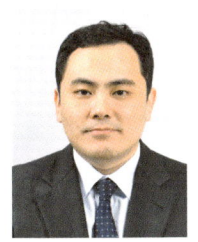

우상명/ 소화기내과 전문의

국립암센터 간암센터

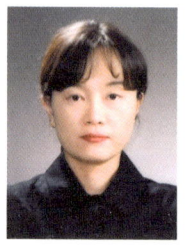

이순애/ 마취통증의학과 전문의

국립암센터 간암센터

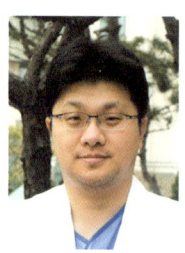

이승덕/ 외과 전문의

국립암센터 간암센터

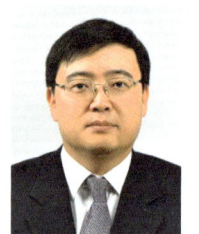

이우진/ 소화기내과 전문의

국립암센터 간암센터장

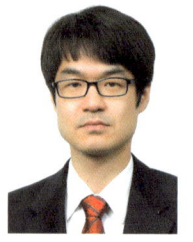

이인준/ 영상의학과 전문의

국립암센터 간암센터

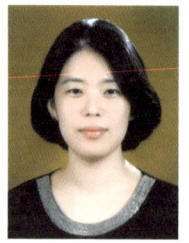

이주희/ 영상의학과 전문의

국립암센터 간암센터

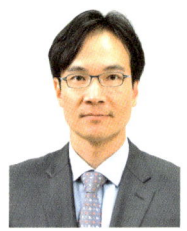

한성식/ 외과 전문의

국립암센터 간암센터

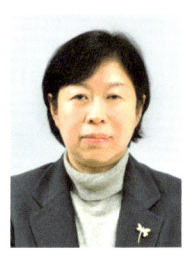

홍은경/ 병리과 전문의

국립암센터 간암센터

간암 - 환자와 일반인을 위한 100문100답

초 판 1쇄 인쇄	2016년 1월 5일
초 판 1쇄 발행	2016년 1월 12일
지은이	간암센터
펴낸이	이강현
펴낸곳	국립암센터 NATIONAL CANCER CENTER
등록일자	2000년 7월 15일
등록번호	일산 제 116호
주소	경기도 고양시 일산동구 일산로 323번지
출판	031)920-1818
관리	031)920-1375
팩스	031)920-1959
대표전화	15888-110
국가암정보센터	1577-8899
진료예약	031)920-1000
암예방검진센터	031)920-1212
홈페이지	www.ncc.re.kr

ISBN 978-89-92864-30-5 03510

잘못된 책은 구입하신 곳에서 바꿔드립니다.